现代实用医学技术与临床应用系列

YIXUE JIAOYU YU YIYUAN GUANLI

医学教育与
医院管理

谢 昊　王爱媛　崔 岱

高艳春　刘 科　王志刚　主编

中山大学出版社
SUN YAT-SEN UNIVERSITY PRESS
·广州·

图书在版编目（CIP）数据

医学教育与医院管理／谢昊等主编．--广州：中山大学出版社，2024.8. --（现代实用医学技术与临床应用系列）．--ISBN 978-7-306-08199-5

I. R-4；R197.32

中国国家版本馆 CIP 数据核字第 2024K5Y601 号

出　版　人：王天琪

策划编辑：谢贞静　梁嘉璐

责任编辑：梁嘉璐

封面设计：曾　斌

责任校对：管陈欣

责任技编：靳晓虹

出版发行：中山大学出版社

电　　话：编辑部 020-84110776，84113349，84111996，84111997，84110779
　　　　　发行部 020-84111998，84111981，84111160

地　　址：广州市新港西路 135 号

邮　　编：510275　　　　　传　真：020-84036565

网　　址：http://www.zsup.com.cn　E-mail：zdcbs@ mail. sysu. edu. cn

印　刷　者：广东虎彩云印刷有限公司

规　　格：787mm×1092mm　1/16　9.25 印张　225 千字

版次印次：2024 年 8 月第 1 版　　2024 年 8 月第 1 次印刷

定　　价：42.00 元

编　委　会

前　言

　　随着社会经济的发展，中国医疗卫生事业体制改革逐步深入，医疗产业迎来历史性的发展机遇，成为中国最具发展潜力的行业之一。目前，中国传统医疗机构的竞争日趋激烈，民营医院和医疗服务机构逐渐进入市场，消费者最终会像对待其他行业一样对医疗产业提出高水平和多样化的服务要求。因此，对于医疗机构，管理人员职责的重要性愈发凸显。随着医院管理要求的提高，必须改变医院管理队伍的现状，管理人员应逐步走向职业化、专业化。为进一步提升医院管理水平，让医疗机构管理人士能够得到系统及专业的训练，本书作者针对国内医疗机构的实际情况和特定环境，编写了本书。

　　本书介绍了管理学与医院管理学、医政管理与医疗服务监督、医院教学等内容，并从多角度、多方面介绍了现代医院管理学相关内容，详略得当，层次分明，重点突出，适合广大医疗机构管理人员阅读和学习。

　　在编写过程中，由于作者较多，写作方式和文笔风格不一，再加上时间有限，难免存在疏漏和不足之处，望广大读者提出宝贵的意见和建议。

编　者

2024 年 7 月

目　录

第一章

医院教学概论

第一节 新时期医学教育的要求

百年大计，教育为本。中华人民共和国成立 70 多年来，我国的医学教育事业取得了令人瞩目的成就，遵循医学教育的规律，逐步形成了医学教育的管理运行机制，建立了院校基础教育、毕业后教育和继续教育连续完整的医学教育体系，医学教育的规模、质量、效益有了显著提高。21 世纪，随着医学科技的迅猛发展、疾病谱的不断变化、服务模式的重大变革以及人民群众对服务要求的日益增高，医学教育的发展面临着新形势和新问题，包括教育的理念、模式、方法等关键问题，都需要努力改进与不断完善，以适应社会发展的需求。

医学教育的根本目标是为社会培养优秀的医疗卫生人才，新时代的医学教育要按照面向现代化、面向世界、面向未来的要求，适应全面建设小康社会、建设创新型国家的需要，以质量为核心，改革创新，推动医学教育事业在新的历史起点上科学发展。2022 年 10 月，习近平总书记在党的二十大上提出："全面贯彻党的教育方针，落实立德树人根本任务，培养德智体美劳全面发展的社会主义建设者和接班人。"

2009 年，卫生部、教育部联合印发的《关于加强医学教育工作 提高医学教育质量的若干意见》中强调，医学教育的核心是提高人才培养的质量，根据现代医学模式和我国卫生服务的发展要求，要将德育和职业素质培养列为医学教育人才培养的重要内容，加强道德责任感，强化人际沟通能力和人文关怀精神的培养，要用科学发展观统领教育改革与发展，将以人为本的理念贯穿于教育的全过程，要改革医学教育的培养模式、课程体系、教学方法手段，加强毕业后教育和继续医学教育。国家新的医改方案也体现出对医学教育的高度重视，加大医学教育投入，完善住院医师规范化培训制度；大力推进临床医学教育的规范化、标准化；重视发展面向农村、社区的高等医学教育。这些都为我们新时期医学教育的发展指明了方向，明确了医学人才的培养目标。

第二节 医院在医学教育中的地位

医学是一门实践性很强的学科，医学教育具有社会性、实践性和服务性的特点。临床医学专业的教学由两个部分组成，即基础医学和临床医学。基础医学的教学主要在大学（或医学院）内进行，而临床医学的教学则在附属医院、教学医院内进行。临床医教学包括临床理论授课、见习和实习，是保证和提高医学人才培养质量的重要环节和必要手段。国内外医学教育发展趋势强调医学生要早期接触临床、促进基础与临床的融合，倡导从传统的"以学科为中心"向"以器官系统为中心"的转变，进一步凸显临床教学的重要性。

医院担负着医疗、科研和医学人才培养的重任，在医学教育中起着非常重要的作用。根据医院与医学院的隶属关系、医院的规模及学科的设置，医院可以分为附属医院、教学医院和实习医院。附属医院、教学医院是最主要的教学基地，其中附属医院因学科齐全、设施先进，拥有一大批优秀的著名专家教授和高水平青年医师，在教学和研究方面具有丰富的经验和良好的基础，在医学教育中具有非常特殊的地位和作用。医师是一个需要终身学习的职业，需要在实践中不断积累、感悟，院校教育只是医学入门的基础教育，而医院是医师获取知识、培养能力、提高素质的实践场所，对其今后职业生涯的影响举足轻重。目前，我国大多数医学院校并入综合性大学，国际化进程加速。面对新形势，要充分认识到医院（尤其是附属医院）在医学教育中的重要作用，要把教学建设纳入附属医院发展的整体规划，保证建成一支稳定、优秀的临床教学队伍，不断创新、完善医学实践教学体系，为社会培养合格、优秀的医学人才。

第三节　医院教学工作的目标和特点

我国已经形成了医学院校的基础教育、毕业后教育和继续教育的医学教育体系，附属医院、教学医院承担着医学院校基础教育中的临床教学（理论授课、临床见习、实习）任务。毕业后教育和继续医学教育必须在省市的各级医院开展，对象包括医学生、研究生、进修生、护士生、住院医师等。随着新医改方案的逐步实施，住院医师规范化培训制度将不断推进，分布在各附属医院、教学医院的培训基地将承担住院医师的规范化培训，医学生从学校毕业后，必须经过规范、系统的培训才可正式走上工作岗位，院校教育和毕业后教育的衔接必将更加紧密。因此，医院教学工作在进一步强调医学生理论课教学、见习和实习的基础上，还要增强对住院医师的教育和培训。

医学生完成基础医学课程学习后进入临床医学学习阶段，由医院承担教学工作，包括理论授课、讲座、示教、查房、病案讨论等，在带教老师指导下，通过管理病床、参加医疗操作，使医学生的基础理论知识与临床实践相结合。医院在保障患者合法权益的前提下，规范临床实践教学行为，在实践中提高医学生分析问题和解决问题的能力，提高其临床技能，培养医学生关爱患者、尊重他人、尊重生命的职业操守和团队合作精神，增强医学生的道德责任感，使之将预防疾病、解除病痛和维护民众的健康利益作为自己的终身职业责任，从而为社会培养高素质的医学人才。

医院教学工作主要由一批博学多识、经验丰富的临床教师承担。住院医师既是接受教学、培训的对象，也是医学生临床学习过程中的良师益友，他们同时还需要完成日常的医疗任务和一定的科研任务。医院教学工作与院校的基础医学教学相比具有以下特点：

（1）实践性是医院教学工作的一大特点，需要不断强化过程管理，完善实践教学环节。医学生在完成院校基础医学教育后，只是获得书本上的理论知识，临床知识、临床技能、专业素质是在上级医师的指导下通过不断实践获得的。医学生要经常接触患者，密切观察病情变化，注意患者饮食、睡眠等，定期记录病程；对危重患者应轮流守护，进行特别医疗护理，及时完成病志、病程记录，以及执行各种医疗常规、进行严格的交接班制度等。尽管临床技能培训中心各种先进的模拟设施为培训提供了便利，有助于强化基本技能训练，但不可因此忽视对患者的密切接触和观察，一定要通过床边教学、实习等环节，使学生有更多的实践机会，在实践中锻炼临床处理能力，强化临床思维，从而提高分析问题、解决问题的能力。

（2）医院教学工作具有服务性。医疗服务始终是医院的首要任务，医院教学工作主要在提供医疗服务的过程中进行，医学生在临床学习过程中需要与患者沟通交流，将患者的症状、体征、各种临床检查和化验资料加以收集和整理。教师在服务中教，学生在服务中学，培养学生的沟通能力、服务意识与奉献精神，同时，应当尊重患者的知情同意权和隐私权，不损害患者的合法权益。为此，2008 年，卫生部、教育部联合颁发了《医学教育临床实践管理暂行规定》，指导医院的临床教学实践活动。

（3）医学教学工作还具有社会性。医学教育的目标是培养服务社会的优秀医学人才，将来服务的对象是人，因此须加强沟通能力、人文道德等综合素质的培养，使医学生成为优秀的公民，学会处理好与上级医师、同事、患者的关系，逐步成为一名合格的新时期医学人才。

第四节　医院教学工作与医疗、科研的关系

附属医院、教学医院大多数历史悠久，具有良好的学术氛围，在学科建设、人才培养和医院管理等方面有着坚实的基础，医院一般规模较大，设备和条件也较为优越。

医疗工作既是医院的根本任务，也是医院生存发展的基础，与此同时，教学与科研的作用亦不可或缺。从医学发展的历史可以清晰地看到，科学研究是促进 20 世纪医学飞速发展的关键，而教学包含在医疗和科研活动过程当中，它们密不可分，相互促进。

医院的教学工作可促使医疗工作规范化、正规化和标准化，使各种临床资料更为完整。教学相长，在教学活动中，临床教师需要学习理论，融会贯通，不断提高自己的知识水平；善于思考，理论与实践结合，从而促进医院的医疗水平、学科建设和人才培养，所以教学可以促进医疗。反之亦然，医疗可以辅助教学，医院优秀的临床教师队伍、高超的医疗技术水平是做好教学工作的根本保障。

医院开展教学工作有利于临床科研工作的推进和医学人才的培养。科学研究在新时代医学发展中的重要性日益凸显，它离不开教育和人才培养，而良好的科研基础可以显著促进医疗和教学质量的提高，乃至引领发展的方向。

总而言之，医院医疗、教学、科研工作相辅相成，对于附属医院、教学医院，这三项任务是缺一不可的，正确处理三者之间的关系，才能使医院全面协调、可持续发展。

第二章

医院教学工作的实施

第一节 医院教学工作的实施依据

教学医院，无论是综合大学、医学院校的附属医院，还是临床的教学基地、教学点，都或多或少地参与并承担着本科生临床教学工作。从专业培养方案的确定到培养方案的实施，直至实施效果的评价，其中的每个部分、每一环节都是医院本科教学工作的重要内容。医院本科教学目标的确定、教学工作的实施必须兼顾经济、政治、社会等多方面的因素，这样才能保证医院教学工作的质量，促进医院本科教学健康、稳定、可持续地发展。医院本科教学工作的实施需依据以下五个方面内容。

一、充分体现党和国家教育方针

教育方针是一个国家或执政党在特定历史时期关于教育的基本指导思想，它是关于教育的性质、目的、任务、功能及实现途径与要求的总方针。《中华人民共和国教育法》规定我国的教育方针是教育必须为社会主义现代化建设服务，必须与生产劳动相结合，培养德智体美劳全面发展的社会主义事业的建设者和接班人。这是制定专业培养目标，实施本科教学工作的首要依据。党的二十大对于新时期的教育方针有进一步的阐述："全面贯彻党的教育方针，落实立德树人根本任务，培养德智体美劳全面发展的社会主义建设者和接班人。"这又为教育的科学发展、可持续发展指明了方向。

二、充分体现我国的卫生工作方针

卫生工作方针是确定医院教学目标、实施医院教学工作的重要依据，高等医学院校培养的医学人才是为人民健康和社会主义现代化建设服务的，是我国卫生事业未来的建设者，教学工作实施的全过程应能充分体现我国的卫生工作方针。

2016年10月25日，中共中央、国务院颁布的《"健康中国2030"规划纲要》明确了新时期卫生与健康工作方针："以基层为重点，以改革创新为动力，预防为主，中西医并重，把健康融入所有政策，人民共建共享。"

三、充分体现社会发展和国情

由于社会经济快速发展，居民健康意识日益增强，人口老龄化问题日益显现，以及计划生育政策的负面影响在城市逐渐显露，再加之我国经济、卫生资源等在地域上和城乡间存在着极大差异，社会对卫生服务实际需求发生了巨大的变化，对卫生人力的知识

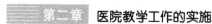

结构和工作职能提出了新的要求：①多层次的需求。既需要基础医疗，又要有高精尖的技术；既需要广覆盖的基本医疗，又需要满足特殊人群的特需医疗；既需要培养全科医生，又需要培养专科医生；既要考虑城市，又要重视农村。②多阶段的需求。随着生活水平的提高，人们对生存质量也有了更高的要求，不仅满足于活着，而且要活得好，活得健康，生活质量高，家庭病床、老人托所、临终关怀等服务应运而生。因此，医院在确定教学目标、实施教学工作时，不仅要主动地去适应当前社会的需要，还应对卫生服务有长期的战略眼光，体现社会和国家的发展。

四、充分体现医学科学发展的方向

1. 学科的交叉和融合

科学技术的飞速发展，对医学科学的发展起了极大的推动作用，使生命学科从群体、个体、细胞直至分子水平的认识相继深入，促进了医学科学的高度分化和高度综合，分子生物学已经并将继续成为医学的带头学科，生物技术和生物医学工程技术将成为医学主导技术。医学与其他学科的结合日益紧密。

2. 医学模式的转变

1977 年世界卫生组织提出了"生物-心理-社会"医学模式，这远远超越了生物医学的范围，出现了社会医学、行为医学、康复医学、老年医学、医学心理学等一系列现代医学新学科，从而使传统医学的对象含义发生了巨大的变化，医学服务的对象再也不只是患者个体，而是具有自然属性和社会属性的社会群体，医学的含义也扩大为预防、治疗、康复、保健四位一体的卫生工作新观念。这就意味着医生不仅要掌握生物医学知识，还要掌握人文科学、社会科学、行为医学、预防医学等一系列知识。

3. 人类疾病谱的变化

疾病谱的变化要求医生具有新的知识和能力结构。随着经济发展和社会进步，我国的疾病谱发生了很大的变化。20 世纪 70 年代末，我国死因排在前三位的疾病是呼吸系统疾病、寄生虫病和传染病、意外伤害，到 2002 年，已经变为恶性肿瘤、脑血管疾病、心脏病。慢性非传染性疾病的发病率、患病率迅速上升。与此同时，一些曾经得到较好控制的传染病又有复燃趋势，而一些新型疾病又威胁着人们的健康、经济的发展和社会的稳定。这一切，都是医院在确定教学目标、实施教学工作时需要加以考虑的问题。

4. 科学技术的发展

随着计算机技术的日益普及和信息高速公路的建立，医疗卫生服务的形式和内容将随之发生变化，全球性的互联信息网络为医疗从单个或小范围服务扩大到全球性服务提供了可能，医学科学发展趋于国际化。另外，高新技术在教学中的应用使医学教学更加形象、生动，可及性更强。因此，医院在教学工作实施时，应充分注意科学技术发展的新情况，在课程设置、教学内容、教学方法及教学进程设置时使其得到体现。

五、吸取国内外医学教育改革和实践的成功经验

国外的医学教育和医学教育改革历经百余年的探索，走出了一条卓有成效的实践之路。世界卫生组织早在 1992 年就提出了"五星级医生"的概念，并于 2001 年和世界医

学教育联合会联合推荐了涵盖"教育计划"等九大领域的《本科医学教育国际标准》。国际医学教育专门委员会亦于 2002 年初出台了《全球医学教育最基本要求》，在承认各国家、地区和医学院校自身特殊性的基础上强调了全球医学教育的核心内容。世界各国都不断地根据人才培养要求进行了课程体系、教学内容、教学模式、教学方法的改革，诸如疾病教学螺旋模式、问题驱动教学法（problem-based learning，PBL）等教学方法应运而生。我国医学教育的发展走过一条曲折之路，在经历了一系列尝试和改革之后，初步确定了适合国情的医学教育发展方向，同时根据国际标准制定《本科医学教育标准》，并将其作为我国本科医学教育的指南。

第二节 医院教学工作的实施内容和要求

医院的教学工作几乎涵盖本科医学教育的全部内容：有的是部分参与，如专业教学培养方案的制订、课程的开设、教学大纲的编写、课程表的编制、教材的建设及考核等；有的是全程负责，如课堂授课、临床示教、见习、实习等。

一、教学培养方案

（一）教学培养方案的基本结构

各专业教学培养方案由学校教务处组织编制，医院的部分专家作为本科教育指导委员会的成员参与相关专业教学培养方案的制订。教学培养方案一般采取以下基本结构：

（1）培养目标及培养要求。

（2）修业年限。

（3）课程设置。

（4）指导性修读计划。

（5）必要的说明。

（二）基本内容

各种专业的教学培养方案应明确反映以下基本内容。

1. 培养目标

指出本专业在德、智、体、美方面应达到的要求，以及本专业应掌握的基础理论、专业知识和实际技能，明确培养层次。

2. 学制

我国现行的本科医学教育学制分为普通学制［包括 5 年和 6 年（针对留学生的 MBBS）］和长学制（包括 7 年和 8 年）。学制的长短一方面取决于培养对象及其培养目标，另一方面取决于社会对医学生的需求。

3. 课程设置

课程设置是教学培养方案中的实质性内容，是教学培养方案的重要组成部分。

4. 课程开设顺序

高等医学各专业课程的开设要保持一定的顺序，以保证教学有计划、有顺序地进行。

目前，我国医学专业教育多采用公共基础课、医学基础课、临床基础课、临床医学课的顺序排列，也有部分学校在长学制学生的教育中尝试以临床问题或以系统器官为引导的整合式教学模式。

5. 教学学时数的分配与安排

时数的分配应该是根据培养目标的需要和各门学科的教学任务、教学要求来设定，它包括每门课程的总学时数，理论授课和临床示教的比例，每学期、每周的学时分配与安排。

（三）教学培养方案的类型

医学院校的教学培养方案主要有以学年为基础的培养方案和以学分为基础的培养方案。

1. 学年制教学培养方案

目前我国大多数医学院校采用的是此类培养方案，其特点如下：

（1）专业年限十分严格，一般学生都按期毕业，不能提前毕业。

（2）所有课程都严格分布在每个学期中，按照学期授课，严格按顺序执行，不能更动。

（3）每门课都有严格的学时规定，学生必须按照学时上课，不得缺课。

（4）考核成绩多以百分制计，学完每学期规定应修课程，成绩合格，修业期满，即可毕业。

2. 学分制教学培养方案

学分制教学培养方案的主要内容与学年制教学培养方案大致相同，特别是培养目标、培养要求、主要课程、修业年限，都是根据国家颁布的专业目录的要求及各校的具体情况制定的。该培养方案具有以下特点：

（1）弹性制。相比于学年制培养方案，学分制培养方案在年限、课程、教学进程方面，随学生个体的差异有所伸缩、调整。

（2）学习年限。对每个专业的学制是固定的，但对学生具体的学习年限可小于学制年限，也可长于学制年限，只要修习完规定的学分，就可毕业。具体年限各校不一，但一般最短和最长有一定限制。对于第二专业的学生，更是不受该专业教学计划的学制限制。已学过课程并获学分者，可免修学过的课程，其他课程完成规定应获得的学分即可毕业获得证书。

（3）课程设置。必修课是固定的，选修课程门数是学生选择课程门数的数倍，应分成若干课程群，一般医科分为：①思想政治和德育教育课程群；②体育、军训教育课程群；③社会、人文课程群；④公共基础课程群；⑤医学基础课程群；⑥专业基础课程群；⑦专业课程群。

（4）课程进程。学分制教学培养方案中也有课程进程，如5年制的学制专业，基本是在5年中学完所有的课程，可按期毕业。但是具有弹性，学有余力的学生可以不受学期课程的限制而超前跨学期、跨学年选课；相反，另一些同学可以推后选课，当然必须遵照先基础后专业的顺序选课学习，循序渐进。在课程的开设上，由于有免听、重修等选择，为了方便学生选课，一些主干课程会全学年开课，因此在学分制培养方案的执行过程中，并不是单纯按教学课程进程来严格地按学期开设课程。

（5）学时。学分制培养方案中学时是计算学分的依据，如理论课，每周 1 学时为 1 学分，一般标准学期上课 18 周，18 个学时为 18 个学分。学分制对学生实行自由听课，因此只要能真正掌握规定的知识，通过严格的考试合格即获取学分与成绩，不一定要严格地按学时听课，从而在一定程度上淡化了学时。当然，对重要的实践性教学环节，学生不得缺席，必须严格按学时进行学习。

（6）成绩考核。学分制培养方案中的成绩考核结果，除有百分制成绩或绩点外，需同时记录各课程绩点、每学期绩点和全部学业的绩点，完成学业的标志是在量上要修满规定的学分及课程群的学分，以及达到规定的平均绩点。

二、课程设置

狭义的课程指的是一门学科，广义的课程是指实现培养目标而规定的所有学科，以及这些学科在教学计划中的地位和开设顺序的总称。世界各国的医学课程大体上分为公共基础课、医学基础课、临床基础课和临床医学课四大类（或将后两类合并为一类）。课程是实现培养目标的重要手段，是教学活动的重要内容，也是全面提高学生综合素质的重要途径。因此，课程改革是教学改革的核心。在本科医学教学中，医院的教师可以单独或联合申请开设课程，而课程是否开设及课程的性质最终由本科教育指导委员会根据学科发展和人才培养目标予以审定。

（一）课程设置要体现培养目标

面向 21 世纪的高等教育应培养高素质，具有很强获取知识、运用知识能力的开拓性、创新型的医学人才，既要重视知识的传授，又要重视能力的培养，同时要求基础扎实、宽厚，知识面广，适应性强。这是医学科学高度分化又高度综合的发展要求，是医学模式转变的客观需求，是人才更好适应未来社会的需求。

（二）医学课程模式的分类

根据 WHO 和美国伊利诺斯大学医学教育研究中心报告，医学教育的课程模式可分成三种类型，即以学科为中心的课程、整合性课程和以能力为基础的课程。

1. 以学科为中心的课程

以学科为中心的课程就是传统的课程设置，分三大板块（公共基础课、基础医学课、临床医学课）（表 2-1）、三段式（先基础，后临床，再实习）。很多医学院校均采用此种模式。此模式历史悠久、系统性好，但它是以生物医学模式为基础的，强调了学科系统性、完整性，忽视了整体统一性，重视了生物性，疏漏了社会性、心理性，使基础课程和临床课程脱节，使学生的思维方式和创造力受到了一定的限制，不利于学生综合能力的培养。在课程编排上容易造成"三多三少"的局面：必修课过多，选修课过少；课堂教学时数过多，学生自学时间过少；专业课过多，基础课过少。

表 2-1　传统的课程设置

课程板块	具体课程
公共基础课程（第1—2学期）	体育、有机化学、英语、动物学、高等数学、计算机应用基础、物理学、生物学、基础化学
基础医学课程（第3—5学期）	医学伦理学、免疫学、系统解剖学、病理解剖学、组织学与胚胎学、局部解剖学、生理学、病理生理学、微生物学、药理学、寄生虫学
临床专业课程（第5—8学期）	影像诊断学、法医学、诊断学、眼耳鼻喉科学、内科学、神经病学、外科学、医学心理学、妇产科学、精神医学、儿科学、肿瘤学概论、传染病学、口腔科学、中医学、皮肤病学

2. 整合性课程

许多国家从生物-心理-社会医学模式的角度对课程体系的设置进行了改革，按照整体优化的原则，规划、设计新的教学内容和课程体系，通过重组课程，加强不同学科之间的交叉和融合。对课程结构按照淡化专业、强化课程、拓展基础、更新内容、重视实践、适应社会的思路进行重新整合，有横向和纵向两条线。横向整合，即基础学科之间、临床学科之间按器官系统整合；纵向整合，即基础与临床之间按临床专题整合，组成一些新的课程进行教学。

综合性课程的特点是基础与临床联系紧密，教学方式比较活泼，但系统性差、教学难度大。其改革的目标如下：

（1）鼓励学生按设定的教学目标进行独立学习并提供更多的自由支配时间。

（2）减少课时数，让学生学习主动、独立解决问题，并加强对实际工作能力的锻炼和培养。

（3）测试和评价学生的分析问题、解决问题的能力，而不是记忆能力。

（4）把基础课程和临床课程有机结合起来。

（5）鼓励学生选修拓展知识的选修课。

整合性课程的改革如下：

（1）器官系统模式。其特点是打破传统的学科界限，将不同学科的内容，按人体器官系统在"正常"与"异常"的水平上进行横向整合，组成跨学科的整合课程（图2-1）。

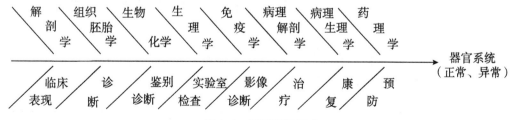

图 2-1　器官系统模式

（2）问题引导模式。以问题为引导的医学教学模式，根据医学是一门整体性、实践性很强的学科，通过部分打破学科界限，早期接触临床，结合社区医疗、家庭病房、社会实践等，精心设计一套问题，让学生通过自学、讨论和实践相结合的教学，获得寻找、掌握和运用知识解决问题的能力。荷兰林堡大学医学院坚持以从医疗实践中精选出来的大量病例和问题组织教学，并取得显著成效。它的主要做法是将每学年分成 6 段，每段6 周。每段围绕不同的专题（如炎症、肿瘤、发热、失血等）进行教学。每周围绕 1 个专题上 2 次课，讨论 2 个病例，讨论时学生可以自由提问、回答，教师进行启发式诱导。其余时间学生自学。

（3）以哈佛医学院为例的课程体系改革——核心课程、选修课程、必修课程的设立（表 2-2）。20 世纪 80 年代初，美国哈佛大学医学院委员会提出了核心课程（core course）这一概念，核心课程目的是培养学生的智能和思维方式，通过核心课程的学习，学生可以了解获取知识、运用和分析知识的方式和手段。通过不断论证，最后确立了十个方面的课程为核心课程范围。核心课程为学生奠定一个广博的基础，为学生的专业学习提供认识问题、分析问题的角度和方法，同时也为学生选修其他课程提供一定的参照。选修课有助于学生在学习专业课和核心课的基础上进一步发展其兴趣，更广泛地接触新的医学领域。核心课和选修课同时为学生选择专业提供指导，专业课也在一定程度上限定了学生选修课和核心课的范围。

表 2-2　哈佛大学医学院的核心课程

历史研究	对历史第一手资料的研究、对历史第二手资料的研究
文学艺术	文学作品、视听艺术、文学艺术所产生的文化背景研究
科学	物理科学、生物环境科学
社会分析	外国文化、伦理思辨、社会分析

传统医学课程模式和整合性医学课程模式比较见表 2-3。

表 2-3　传统医学课程模式和整合性医学课程模式比较

传统的医学课程模式	整合性医学课程模式
缺点： 1. 仅以传统学科为基础。 2. 学科界限分明，形态、功能、正常、异常分离。 3. 医前期、临床前期、临床期分期明显。 4. 课程门数多、学时高	优点： 1. 按器官系统或以问题为基础。 2. 打破学科界限、促进课程融合。 3. 教学内容精简、不重复。 4. 促进学生自主学习能力的培养
优点： 1. 系统性、循序渐进性好，能够保证教学质量。 2. 教师专业与课程一致，易完成教学。 3. 与中学的教学体制相同，学生易适应	缺点： 1. 课程结构不稳定。 2. 教学组织难度大。 3. 教学效果不肯定。 4. 难以被大多数学校接受

3. 以能力为基础的课程

这种课程的特点是根据教学任务和教学目标，确定被培养者应具有的能力，再具体制订培养方案。这种模式目标明确，课程灵活。

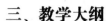

三、教学大纲

课程教学大纲是按照专业教学培养方案的要求，根据课程在培养方案中的地位、作用及其性质、目的和任务规定课程内涵、教学要求、体系和范围的纲要。教学大纲是实施教育思想和教学培养方案的基本保证，是进行教学、考核和教学质量评估的指导性文件，也是编写（制）教材的依据。临床课程教学大纲的编制是医院参与、实施临床教学工作的重要一环。

（一）制定课程教学大纲的基本原则

1. 符合教学计划的要求，体现培养目标

教学大纲对教学内容的选定，首先要考虑专业目标的要求，并考虑学科自身的特点。大纲是以学科的科学体系为基础的，必须保持学科体系自身的系统性与完整性，并考虑课程体系的目的性和特殊性。要在实现教学培养目标的总前提下，辩证地处理好课程体系与学科体系的关系，注意教学计划中各门课程间的相互联系，既要相互衔接，又要避免遗漏与重复。

2. 有高度的科学性、思想性和实践性

教学大纲应能及时反映科学研究的最新的进展，贯彻理论联系实际的原则，重视理论知识在实践中的运用和技术训练。

3. 按学科体系和教学法特点

教学大纲的编制既要符合课程的科学体系，又要接受教学原则的制约，遵循由易到难、由简到繁、由浅入深、由点到面循序渐进、由各论到总论的认识规律，并在此基础上科学合理地选择教材，编排教授顺序。

4. 贯彻"少而精，求实效"的原则

教学内容要以必需、够用为度，突出重点。教学大纲的编制应考虑学生的接受能力和学习负担，使编制的教学大纲既切合培养目标的要求，又符合学生的接受能力。

（二）教学大纲的内容和格式

教学大纲应包括大纲说明、讲课与示教（见习）的学时分配，以及教学内容和教学要求三个部分。

1. 大纲说明

（1）课程的性质和任务。

（2）与相关课程的衔接、配合、分工。

（3）课程的教学基本要求。

（4）教学内容的重点。

（5）教材选编的原则和依据。

（6）教学方法和教学形式建议。

（7）课程教学要求的层次。根据课程的性质对教学内容作不同层次的要求。例如，有关定义、临床表现、诊断、鉴别诊断、治疗等内容可按"掌握、熟悉、了解"三个层次作要求，并要注明不同教学层次所对应的要求。

2. 讲课与示教（见习）的学时分配

列表说明讲课内容、各章节理论课学时数、示教（见习）学时数。

3. 教学内容和教学要求

本部分是教学大纲的核心部分。它具体规定教学内容的范围、深度及其体系和结构，提出在基本理论、基本知识、基本技能（尤其是实习环节）、创造能力的培养和医学伦理等方面不同层次的教学要求。

（1）教学内容。教学内容是指按本学科教学单元（也可以按章节顺序）列出的知识点。知识点要使用陈述句来表达，避免出现疑问句。除学术上有争议的知识点外，一般不必展开叙述。如需要指出的教学重点或难点，可列在教学内容后面注明，或者在知识点中标记特殊的符号。

（2）教学要求。教学目的与要求要明确、具体、层次清楚。

（3）复习思考题和参考资料。

以上所述为教学大纲的一般模式和基本内容，个别课程的教学大纲也可根据学科的特点，采取适当形式编写。但不论采取何种编写格式，三部分基本内容必须得以体现。作为教学指导性文件，教学大纲必须明确、扼要、层次清楚，切忌烦琐、冗长。

（三）制定教学大纲的一般步骤

（1）根据教学培养方案规定的培养目标、规格，结合社会需要，由开课的系（教研室）负责人组织所开课程教学大纲的编制。

（2）由相关专科的专家在总结教学实践经验、广泛征求各方面意见的基础上，形成各教学章节的教学大纲。

（3）由开课系（教研室）负责整合，形成该课程教学大纲初稿。

（4）该课程教学大纲初稿通过教务处递交本科教育指导委员会审核后施行。

（5）教学大纲要在教学实践中不断充实，适时修订，日臻完善。

教学大纲的修订工作需教务处批准后方可进行，以保证教学大纲的严肃性和稳定性。

四、课程表、进度表

编排课程表和进度表是教学运行管理的重要环节，是医院教学工作的重要内容。它是教学培养方案在一个学期中具体执行的工作时间表，也是把一个学期的教学计划中所规定的各项教学任务落实到人的教学管理文件。

（一）课程表

课程表的主要功能就是合理组织教学过程的时间、空间和人力，是教学过程的总调度。科学地编排课程表是医院教学工作正常运转、稳定教学秩序的保证。

编排课程表应符合以下原则。

1. 有利于提高教与学两方面的效率

课程安排可运用单科突进和全程安排相结合的方法，但要注意课程间的相互联系及循序渐进的规律，如诊断课程应先于其他临床课程安排。注意上下午的排课内容，一般

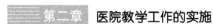

来说早上精力充沛且医院病区工作繁忙，宜安排理论授课，下午多安排临床课程的示教（见习）和讨论及讲座等学术活动；同一门课程间隔安排，如安排在周一、周三、周五，这样有利于学生预习和复习；还应周密考虑选修课的时间安排，不要发生冲突。

2. 有利于教学设施的充分利用

课程表安排合理，既要考虑教室、示教室、教学设备等的充分利用，减少闲置和浪费，充分发挥最佳效益，也要注意教学条件的有限性。例如，确定临床示教（见习）分组人数，既要考虑教学质量，又要考虑患者耐受情况。

3. 有利于教师的医疗、教学、科研的全面安排

临床课程的授课教师均为临床医师，他们身兼医疗、教学、科研工作，课程表的合理安排，有利于他们合理安排工作。临床教学课程表的编排由教学管理部门（教育处或科教科）来完成，在编排前要充分征求各系（教研室）、临床科室的意见。临床教研室不同于其他教研室，其工作的开展要结合临床工作的情况，要充分注意临床教学的特殊性，要尽可能方便医生和患者，避免医疗、教学、科研工作的冲突。课程表初步排定后，要进行一次全面检查，尤其要注意几个专业同时开设课程，避免冲突。课程表一经排定，不得轻易变动，力求稳定。

（二）进度表

各门课程的进度表是该门课程进度的具体工作表，是把一个学期教学计划中所规定的各项教学任务落实到人的一种教学文件，其制定由教研室来完成。具体步骤如下：

（1）按教学计划和教学大纲要求制定授课内容和示教（见习）内容。

（2）将授课内容编排在课程表规定的日期、星期、节次中。

（3）参照授课内容相应编排示教（见习）内容，注意不要超前，要紧接其后。

（4）将教学任务合理安排给有关教师，注意整门课程的授课教师职称比例，要适当考虑新的师资力量的培养。

（5）检查不同专业同一课程授课教师情况，避免发生冲突。

（6）教师和学生人手1份，并在教务处备案。

五、教材建设

教材是体现教学内容和教学方法的知识载体，是学生获得知识、训练智能和发展智能的主要工具，也是教师进行课程教学的基本依据。从广义说，教材是指课堂上和课堂外教师和学生使用的所有教学材料。

教材建设是高等医学院校的一项重要建设任务，是进行教学研究、深化教育教学改革、全面推进素质教育、培养创新人才的重要保证，也是医院教学工作的重要内容之一。

（一）教材的分类

（1）按用途分为教科书、教学辅助教材、教学参考书等。

（2）按载体形式分为文字教材、电子教材、实物教材（教具等）等。

（3）按编写性质分为规划教材、一般教材、自编教材等。

（二）教材建设的原则

1. 坚持改革，促进发展

教材规划的制订要更新观念，立足改革。教材改革要反映教学改革的成果。教材规划要以新的专业目录为依据，要破除一本书"教师教到底、学生学到底"的教学模式。教材要适应多样化的教学需要，正确把握新世纪教学模式、教学内容、教学方法和课程体系的改革方向，为教学改革提供坚实的保障。在选择教材内容和编写体系时注意体现素质教育和创新能力与实践能力的培养，为学生知识、能力、素质协调发展创造条件。

2. 突出重点，保证质量

教材建设仍然要把重点放在抓好公共基础课、专业基础课和专业主干课的教材建设上；特别要注意选择并安排一部分原来基础比较好的优秀教材，如"面向 21 世纪课程教材"，逐步形成精品教材；要提倡并鼓励抓好体现新世纪教学内容和课程体系改革成果的教材，以及填补整合式教学空白的新教材；要通过专家论证，遴选高水平编者。对质量好、填补学科空白的新教材，要予以奖励。

3. 扩大品牌，合理配套

为适应全面推进素质教育的需要，必须扩大教材品种，实现教材系列配套。同一专业的基础课、专业基础课、专业主干课教材要配套，同一门课程的基本教材、辅助教材、教学参考书也要系列配套。有条件的应做到文字教材与电子教材同时规划，协调发展。同时，为了提高教学质量，也要注意适当安排教学指导书等教师用书的编写与出版。专家要从教材配套出发，设计好选题，处理好教材统一性与多样化，基本教材与辅助教材、教学参考书，文字教材与软件教材的关系。

4. 依靠专家，择优落实

在制定教材规范时要依靠各专业（课程）教学指导委员会的专家。专家在调查研究本专业（课程）教材建设现状的基础上提出规划选题。要注重教材编者的梯队建设，在落实主编人选时，要引入竞争机制，通过申报、评审确定主编。书稿完成后要认真实行审稿程序，确保出书质量。

（三）教材的选用

教材的选用必须按照教学培养方案、培养目标和课程设置的要求，并结合教学改革的实际情况进行。在选用教材时要充分考虑教材的思想性、科学性、系统性、先进性、适用性和相对稳定性。

六、备课与试讲

（一）备课

备课是教师总结和交流教学经验、熟悉教学内容、提高讲课技巧、保证临床教学效果的重要手段，教师进行理论授课和示教（见习）课前均要进行备课，可以个人或集体的形式进行。

1. 备课的目的

（1）熟悉课程内容和课程要求。

（2）确定教学形式。

（3）安排教学进程。

（4）选择和准备适当的教具。

2. 备课的步骤

（1）培养。教研室应及时对即将参加教学的教师给予培养，安排他们听老教授讲课，参加带教工作，熟悉教学情况，学习讲课技巧，等等。

（2）熟悉教学文件。教师接受教学任务后，首先要阅读有关教学文件，如教学培养方案、教学大纲，明确所授课程在专业中的地位和作用。

（3）熟悉讲课内容。先浏览教材，了解教材的整体性，再钻研讲课有关内容，并翻阅相关的参考书，查找教学资料（病历、图谱、录像、教学光盘等）以增加讲课的生动性，掌握最新的研究动态和方向并及时补充到讲课内容中去。如讲课内容无成型教材，应及早编写。对于刚使用新教材的课程，要特别注意新旧版本的不同之处。课前要先了解学生学习的基本情况，做到心中有数，充分准备。

（4）编写教案和讲稿。在阅读教材和参考书的基础上编写教案和讲稿，教案包括本次讲课的对象、内容、重点、难点、时间分配、教具、教学方法等，讲稿则是该次上课具体的内容。教案和讲稿对于初次上讲台教学经验不丰富的教师来说尤为重要。

（5）确定讲课的方式。根据上课的内容，选择教学方式，如课堂授课、讨论、观看录像（VCD、DVD）教学片、参观、示教（见习）。正确选择教学方式能起到事半功倍的效果。

（6）选择、制作适宜的教具。教具包括模型、患者、幻灯片、演示文稿、视听教材、计算机课件等。

（7）教研室集体备课。教研室集体备课应形成制度。①开学前集体备课。为使教学工作有条不紊地进行，要抓好开学前的集体备课工作，布置本学期的教学任务，落实到每位教师，确定每位教师的讲课内容和范围，避免重复或遗漏。②学期间集体备课。交流备课情况，讨论和解决教师在备课时出现的问题，并及时反馈听课情况和学生意见、建议，可请有丰富教学经验的老教师一起参加。③期末时集体备课。总结本学期的教学工作，并为下学期的教学做准备。

（二）试讲

试讲是年轻教师初上讲台前必须经过的一环，也是师资培养的重要手段，一般由相关系（教研室）或医院教务处（科教科）组织。试讲可以让年轻的教师掌握必要的授课技巧，克服紧张情绪，发现并改进自身在授课中的不足，逐渐成长为一名有经验的临床授课教师。

1. 试讲的目的

（1）进一步熟悉并掌握授课内容。

（2）及时发现授课中的问题，掌握必要的授课技巧。

（3）克服不适宜、怯场等紧张情绪，提高讲授效果。

（4）培养年轻教师，完善教学梯队。

2. 试讲的步骤

（1）初次安排承担理论授课的教师按照培养目标、教学大纲的要求，参照教材编写教案。

（2）在熟悉讲课内容后，向科室申请在科内预讲。

（3）通过科内预讲后，由科室向相关系（教研室）或医院教务处申请试讲。

（4）相关系（教研室）或医院教务处聘请专家，安排试讲。

（5）由专家组对试讲课情况进行评价，提出建议，并最终判断试讲教师能否通过试讲。

（6）通过者可正式进行授课，不通过者改进后可继续申请试讲。

（7）连续两次未通过者，两年甚至多年内不得再申请试讲。

七、理论授课

理论授课是当前我国高等医学教学中最主要的授课形式，是理论教学的主要环节。随着本科医学教学改革的深入，许多新的授课方式应运而生，理论授课也被划分为传统的理论授课方式和新型的理论授课方式。

（一）传统的理论授课方式

传统的课堂授课以老师为主角，采用讲和听的形式，通过老师讲的形式把知识灌输给学生，学生被动地接受知识。这种授课方式有利于知识点的传授，但教学效果有赖于授课教师的授课水平、学生的接受能力，且不利于学生自主学习、分析问题、解决问题和创新思维能力的培养。

（二）新型的理论授课方式

1. "三明治式"授课

"三明治式"授课就是"授课+自学+授课"，它是对传统理论授课的一种改良，强调了学生的参与。对于临床课程来说，可选择总论和部分各论进行重点讲述，其他各论可以让学生自主参与讨论学习，如"内科学"中肾病总论、肾小球疾病等内容已上完课，可以尝试改变"肾盂肾炎"的上课方法。教师可提前几分钟时间将"肾盂肾炎"章节的要点、重点和讨论引导题介绍给学生，指导学生根据要点和讨论题掌握自学内容，学生可先个人或自由分组自学，再通过班级讨论来强化自学内容，最后由教师总结。随着课程的进行、自学讨论次数的增加，可逐步培养学生根据教学大纲自己提出教学要点和讨论题，自己去把握自学内容的知识要点。这种学习方法可以培养和提高学生自学能力、敢于发表意见的能力和相互交流、相互学习的精神。

2. 交流学习论文或读书报告

对于某些教学难点内容，或是因学时所限不能在课堂上深入展开的内容，可以列出几个专题供学生从中选择自己比较感兴趣的题目，学生在课外时间通过查阅文献、自学教材、请教高年医师、到病房直接寻找相关病例等方法写出学习论文或读书报告。教师批阅后选出优秀论文在一定场合进行交流，并可请有关专家进行补充讲解。同时也可对学生论文进行评比，给予奖励。通过这种方法提高学生利用文献资料学习、撰写综述的能力和表达能力，并培养他们利用各类资料主动了解医学界现状和发展方向的观念和从中抓住敏感和热点问题的能力，为今后从事科研工作打下基础。

3. 组织讲座

组织学生上讲台开设知识讲座。让学生自由组合分成若干学习小组，导师分组指导学生如何选题和组织讲稿，选题时注重内容的科学性、先进性、知识性和趣味性。确定题目后，学生自己开会分工布置任务，查阅资料，集体组稿，并由一位学生主讲。届时可请教师进行点评，也可请全班同学进行评分，评出"最感兴趣奖""内容最丰富奖""最佳表达奖""最佳组织奖"等单项奖，并给予精神和物质上的鼓励。这种教学方法能提高学生的学习兴趣，既能学有所用，也能培养学生的团队协作精神，其表达能力、查阅文献能力等也会得到很大的提高。

4. 开展主题讨论会

主题讨论会可以是病例讨论会、临床思维讨论会。对于临床医学生来说，不仅要培养他们掌握医学知识的能力，也要培养他们的临床思维能力，提高临床诊治疾病的水平。参加的主要对象为进入临床课程学习和实习的医学生。方法为：制定教学目标，确定讨论内容，并编写教材。由副教授以上医师主讲，邀请1～2位高年学生或研究生做助手一起协助主持，就某个专题进行讨论，如呼吸困难鉴别诊断的临床思维讨论、药物治疗的临床思维讨论等，并事先列出讨论要点告知学生做准备。这种授课方式穿插于临床实习过程中，紧密结合临床实践，有助于学生正确临床思维方式的养成和临床思辨能力的提高。

5. PBL

20世纪60年代开始试行的PBL目前已成为国际上较流行的一种教学方法。主要操作如下：

（1）编制教案。先找出要学生掌握的重要问题，每个问题由不同学科的教师合作写成一个PBL案例并确定该案例特定的学习目的。

（2）授课形式。8～15人为一小组，由教师组织讨论。

（3）学习方式。以一个实际（或模拟）的临床问题为起点，由此问题引出一系列相关的基础知识和临床技能方面的问题。学生在归纳出必须知道答案的有关问题后，即分别到图书馆或互联网上查阅有关的参考书和文献，寻找答案。学生再次碰头时，各自把自己查到的结果与众人共享，互相补充，最终得到各个问题的满意答案。

（4）教师角色。在整个辅导过程中，教师的作用不是给学生提供参考答案，也不是回答学生的提问，而是启发学生的思考，引导学生提出问题，控制学生讨论的范围和时间，指导学生如何去查找有关问题的答案，记录各学生的表现，以便明确不同学生的弱点并给予相应的帮助。

6. 计算机、多媒体技术辅助教学

现代技术的飞速发展，特别是计算机的普及和应用，也给医学教育提供了先进的教学手段。观看一部内容丰富、声像俱全、制作精良的临床教学录像片、VCD和DVD片等，远比上一堂枯燥单调的理论课效率高、效果好，因此可以多使用此种方法来进行教学。特别是进行一些大型的综合性医院中很少见的疾病的相关知识教学，如血吸虫病、狂犬病、猩红热等，这些片子更是好帮手。它也特别适用于口腔学、眼科学、耳鼻咽喉科学等操作视野小的学科的教学。

（三）新型理论授课方式的优点

（1）可以带动医学教学中其他各项教学环节的改革，并使之不断深化，从而尽快促进人才培养模式从知识继承型到知识创新型的转变。

（2）实现学生在学习中的角色转换。可使学生由配角到主角，由被动学习到主动获取知识。教学方法的改革不仅要使学生形成主动学习的态度，更要教会他们获取知识的方法，这对他们终生学习有极大的帮助和影响。

（3）转变教师的职责和角色。应使老师由单纯的传授知识转变到在传授知识的同时有利于重点培养学生的能力和素质。

（4）提高了学生的综合能力和素质。

（5）提高了教学工作水平。新型的理论授课方式，特别是 PBL，对师资队伍提出了更高的要求，教师上课不只是知识的传授，更要注重学生能力的培养。教师的备课不能只局限于书本上的内容，而需要有扎实的基础知识和广博的临床知识，这样在给学生上课时才能游刃有余，给学生更多的指导和帮助。

八、实验室教学

在教师指导下，学生借助于仪器、实验用品及其他专门设备，通过实验课来完成学习。学生通过观察和独立操作，获得感性知识和操作技能，不断提高医学生独立分析问题和独立解决问题的能力。

（一）实验课分类

根据目的，实验课可分为三种。

1. 演示实验

通过演示实验引导学生认知尚未认识的新的知识，由教师进行操作或示范，或观看VCD、DVD 等。可自成一课，也可结合课堂授课同时进行，便于理论知识的理解和掌握。

2. 验证实验

学生先从书本或教师的讲授中获得理论知识，再做实验，从而巩固、加深和再认识所学的理论知识。

3. 设计性实验

这类实验能够探索新的知识，以培养学生初步的科学研究能力、创造性思维，包括方案的设计、仪器的选用、实验的操作、结果的分析等。

（二）临床阶段的实验课

根据培养方案，进入临床学习阶段的医学生，实验课程较少，一般为"诊断学"中实验诊断的实验部分，"外科学"中动物实验部分。

1. 实验诊断的实验课程

医学生通过实验诊断的实验课程了解医学检验工作的情况，了解血液、尿液、粪便、

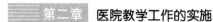

体液、骨髓等标本的采集方法，掌握实验诊断项目的适应证，并能准确阅读化验报告，结合临床分析化验结果。

2. 动物实验课程

动物实验课程主要通过消毒、打结、切开、止血、结扎、缝合和拆线等实验内容使学生对无菌观念有较深入的理解，学会正确使用手术基本器械，并能较熟练地掌握胃穿孔修补术、阑尾切除术、脾切除术等基本手术操作，为今后的临床工作打下基础。

九、临床示教与见习

（一）临床示教

临床示教是教学工作的一个重要环节，是医学生从课堂进入病房的第一堂课。临床示教中，医学生第一次穿上白大衣，第一次进入病房或门诊，第一次接触患者，会对临床工作产生新鲜和好奇感，教师应抓住时机及时培养和引导，因此带示教的教师的知识水平、带教能力、医学伦理素养尤为重要，可能对医学生今后的行医产生很大的影响。在临床示教过程中，医学生与患者接触，其对今后职业的认识可能发生一个质的飞跃。

1. 临床示教的目的和意义

（1）将理论知识应用到实践，巩固所学的知识，扩大知识面。从书本知识到临床实践有一段很大的距离，通过临床示教可以加深对临床知识的理解，用基础知识解释临床现象能提高对疾病的发生、发展及转归全过程的认识。

（2）逐步培养临床思维能力。

（3）训练临床技能，注重病史采集、病历书写、无菌操作及体格检查等基本功的培养训练。

（4）学习怎样与患者交流，学会尊重患者及其家属，以极大的耐心倾听患者及其家属的陈述并予以足够的重视。

（5）树立良好的医学伦理观念。

2. 临床示教的安排

（1）内容的安排。示教内容的安排要根据教学大纲的要求并结合医院的教学条件来进行，内容编排上要与授课内容相辅相成，有利于理论知识的巩固与加强。

（2）病例的选择。根据教学内容选择典型的病例，示教前要与患者进行沟通，取得患者的同意和配合。

（3）带教形式。①床旁示教，锻炼学生与患者交流及病史采集、体格检查等基本功，并适时加以指导，使其熟练各项基本临床技能；②门诊示教，让学生熟悉某些常见病的诊治流程，学习医患间的交流方式；③病例讨论，通过对典型病例的讨论，促进理论与实践相结合，逐步培养学生的临床思维；④电子教材，通过视听教材或计算机软件进行生动形象的教学。

（4）临床带教老师的安排。医德、临床思维和基本功构成了临床带教老师的三大要素，带教老师正确的言传身教是保证整个医学教育质量的一个不可忽视的环节。一名带教老师应当首先成为医德的表率，不仅要身体力行为学生提供榜样，还要经常启发学生设身处地地替患者着想。另外，一名优秀的带教老师还应注意对学生的临床基本功进行传授、指导、训练和考查，注意对学生正确临床思维模式的培养，鼓励学生多思考，避免将现成的结果直接告诉学生，应多给学生以思考的机会。

（二）临床见习

临床见习是临床实习的前奏，作为临床示教和毕业实习之间一个临床实践的过渡阶段，通过这一阶段的教学，使学生初步熟悉内科、外科实习医生的工作内容、工作方法和工作职责，熟悉医院的规章制度和医务人员的道德规范，为临床实习打好基础。

1. 临床见习的科室

临床见习的科室可以根据教学大纲的要求和医院的条件来选择，一般可安排在内科、外科等二级学科进行，时间安排根据教学大纲要求。

见习期间要遵守医院的规章制度和医生的道德规范，完成见习计划规定的要求，并接受带教老师的考核和评分，可按"及格"与"不及格"计分，"不及格"者不能参加临床实习。

2. 临床见习的内容及要求

掌握病史询问及体格检查方法；学会常用检查项目、病史、病情变化的分析；掌握医疗护理技术，如测量体温、测量血压等；学会书写基本的医疗文件，如完整病史、病程记录等；见习常见的诊疗技术，如骨髓穿刺、腰穿、伤口换药、拆线等；掌握消毒隔离等方法。

3. 临床见习带教老师的安排

在病房大组长的领导下，指定一位高年资住院医师负责制订具体的教学计划，病区内各级医护人员共同承担完成教学带教工作。

（三）床边教学

床边教学是一种特殊的临床示教和临床见习的形式，它是将临床示教和实习的时间合并同时用于某课程临床教学的临床见习模式，目前被许多医学院校所应用。它具有以下特点：

（1）临床见习与理论授课同时展开，一般上午安排见习，下午安排理论授课，有利于学生理论联系实际。

（2）学生以6~8人为一组，由专门的老师负责带教，进行病史询问、体格检查、病史书写、病例讨论及换药、穿刺等学习和操作，带教更具系统性，且小组学习气氛浓厚。

（3）床边带教一般都采取 PBL 等教学方式，有利于激发学生的能动性和自主学习的能力。

（4）床边教学的考核以学生的参与和表现情况为依据，强调过程评价，结果更具参考价值。

十、临床实习

医学生的临床实习阶段是理论应用于实践并在实践中提升、全面训练临床能力的关键时期。实习教学质量对学生毕业后能否成为一名合格的临床医生及对下一期能否接受和掌握更高、更深、更新的知识或技能均产生直接及潜在的影响。2008年，《医学教育临床实践管理暂行规定》颁布实施，各医院对于本科生临床实习的管理又有了进一步的规范。

（一）目的要求

毕业实习是医学教育过程中一个重要的学习阶段，要求学生完成各个学科的轮回实习，紧紧围绕着临床实践能力这一目标，从复杂而广泛的临床工作中认定哪些是最常用、最基本、最具代表性的临床基本能力，巩固和掌握医学基础理论，掌握基本诊疗技术，培养良好的临床思维及独立工作能力，树立全心全意为患者服务的思想，为把自己培养成为一个优秀的临床医生打好坚实的基础。

（二）组织实施

由附属医院分管教学副院长领导，教务处根据医学院校临床医学专业的教学培养方案及医院的教学条件安排毕业实习，具体如下：

（1）审核各系（教研室）拟订的实习大纲。

（2）检查实习效果及实习计划的执行情况，研究解决实习中存在的问题，保证实习质量。

（3）建立立体实习教学管理和质量监控网。可在三级学科内遴选实习指导专家，制定聘任条件及责任范围，规范带教老师的教学活动，监控教学质量；实施教与学的双向评议制度；采用多种方法提高学生学习积极性和教学质量等。

由各医院负责教学的副院长、分管学生工作的老师及病房的带教医师共同负责学生的毕业实习期的思想政治工作和医学伦理教育。

临床各教研室、各科室实施实习计划，具体如下：

（1）由教研室或科室分管教学主任负责本科室实习医生的教学和思想教学工作。①优化实习方案，编写大纲，大纲应体现学科理论技能及学科间融合，体现医学技能素质培养的目标；②可指定教学秘书或教学干事协助主任工作，并组织全科室成员共同完成教学工作；③了解、检查学生毕业实习的完成情况，保证毕业实习计划的实施；④积极主动做好学生思想政治工作；⑤介绍医院的一般情况和实习工作有关的规章制度；⑥定期召开会议，检查实习情况并交流经验。

（2）各病区在主治医生指导下，由具有医师资格证书和执业证书的本院高年资住院医师具体负责实习医生的带教。①介绍病区的一般情况，包括人员、制度、职责等，并分配工作，每位实习医生分管4～8张病床；②根据实习大纲制订具体的实习计划与教学日程，对学生进行辅导，指导诊疗工作、技术操作，检查修改病史等；③督促检查实习医生的工作，了解他们的服务态度、劳动纪律、学习成绩等，并及时向教研室或科室主任汇报；④实习结束时对实习医生德、智、体状况作出综合测评。

（三）科目安排

根据教学培养方案及医院的科室设置具体安排，如实习时间为48周，内科12周

（心内、消化、呼吸、肾病等），外科 12 周（普外、胸外、泌尿、骨科等），妇产科 4 周，儿科 4 周，预防医学科 4 周，神经、精神科各 2 周，选科实习 8 周（包括医院内其他可供实习的学科）。

十一、考核

考核是指学生经过学校教育后，对其知识和能力掌握程度的评定。

（一）考核的职能

1. 反馈职能

通过考核，可以掌握学生对所学知识的掌握和运用程度，对教学效果和学生学习情况起一个反馈作用。通过纵向比较和横向比较，可以分析出教学质量的现状。在进行影响教学质量原因分析时，除了考虑教师教学质量因素，还应充分考虑教学安排是否合理、学生的学习积极性是否高涨、教学管理水平等因素，客观地分析考核结果，这样才能有利于改进教学工作，提高教学质量。

2. 促进职能

不少研究表明，如果没有定期的考核而希望学生能经常自觉、系统、认真地复习是很困难的，因此考核能督促学生复习知识。此外，考前复习的高效性已被广泛认可，它能使学生在短期内将近期所学的知识重新再理解、记忆并掌握。因此，考核能促进学生的学习。

3. 导向职能

考核结果能对教师的教、学生的学产生导向作用。要积极地发挥这种作用，避免出现应试教育。

4. 评价职能

考核的结果在一定程度上是对教师教学效果和学生掌握知识和运用知识能力的评价，而且是目前比较主要的一种评价指标。它是学生能否继续深造、获得奖学金、顺利就业的重要依据。

（二）考核的分类

1. 按考核的发生时间

考核可分为过程考核、阶段考核和终末考核。

2. 按考核形式

考核可分为笔试、口试、上机考、操作考。

3. 按考核作答的要求

考核可分为闭卷考、开卷考。

（三）考核的方法

学生成绩的考核，常用的有考试法、观察法、调查法、自陈法等。在医学院校中，最常用的是考试法，现在各大院校都很重视双语教学，所以在考试内容中也可适当增加一定比例的英语题目。下面介绍常见的考试方法。

1. 固定应答题

（1）选择题。选择题一般由题干和 4～5 个选择答案组成。题干多为一段论述、一个问题或一份简短的病历（有时附有图片等），答案是对题干的回答或使题干的含义完整化。在 4～5 个答案中，有 1 个为最佳答案，其余为干扰答案。选择题的类型有多种，用何种形式的题型应根据考试的要求和目的来选择。①单选题。A1 型题——单句型最佳选择题，分为标准型、以上都不是型和否定型，此题型对基础、临床有较宽的适用性。A2 型题——病例摘要型最佳选择题，多用来考查临床技能和知识，但对基础学科此题型也很适用。题干是一个叙述性主体（如简要的病历），有 5 个供选择的备选答案组成，也可以像 A1 一样，设成标准型和否定型。A3 型题——病例组型最佳选择题，试题结构是以病历为中心的描述，然后提出 2～3 个相关的问题，每个问题均以此病历为背景，提出测试要点，每个测试要点（问题）有 5 个备选答案，但备选答案只有 1 个是正确的。试题也可以采用 A1 中的否定型。A4 型题——病例串型最佳选择题，此题型也同样适用于基础学科考试，试题以叙述一个病历为背景，然后根据病情发展提出 4～9 个相关问题，每题由 1 个题干和 5 个备选答案组成，但只有 1 个标准答案，每个问题可以选用 A1 型题中讲的标准或否定型。B1 型题——标准配伍题，用于临床、基础学科考试，可有效地测试各相关学科知识。试题首先给出 5 个备选答案，每问在备选答案中选一个正确答案，每个备选答案可被选用数次，也可以一次也不选。B2 型题——扩展配伍题，该试题形式及答案选择基本同 B1 型题，只是备选答案由 B1 型的 5 个增到 8 个答案，因增加了备选答案，提高了试题的难度和可信度。②多选题。X 型题——多项选择题，此题由题干和 5 个备选答案组成，正确答案可以是 2～5 个备选答案，此题型可广泛用于基础和临床试题。

选择题的优点：①在相同时间内能进行较多题量的考核，保证了试题的广泛性；②评分客观；③容易阅卷，可用阅卷机等进行，操作简便；④如在计算机上进行考试，可直接出分数。选择题的缺点：①主要用于测量认知领域低层次的学习结果；②命题的技巧性强，费时；③有一定提示性，猜中率达 20%。

（2）是非题。让学生判定题目的真伪，也可对题目进行改错。其优点是命题容易，考核面广，但猜中率达 50%，所以在医学考核中很少用。

（3）简答题和填空题。这属于"补缺"型试题，其优点是容易编制，无法猜测，缺点是考记忆性内容。

2. 自由应答题

（1）论述题。这是笔试的一种，学生可以根据自己的思路回答问题，包括采用哪些资料、怎样组织等。其优点是可用来考核学生知识掌握和运用知识的能力、写作能力和表达能力等综合能力，但考核的涉及面太窄，不能完全反映学生对该科内容的掌握情况，且评分主观性较强。

（2）口试（面试）。口试在医院中主要应用于学生实习时出科考核，可采用病案分析等形式。带教老师选择一个较适合的病案，根据被考学生回答的情况层层提问，最后给一个等级评分，如优、良、中、差等。其优点是：①灵活性大，主试者可根据学生回答的情况要求考生作出补充说明，主考者可了解学生的思维过程；②考生不易作弊，成绩较真实。其缺点是：①费时间，不适宜量多；②评分标准难统一，影响合理打分；

③易使考生产生紧张情绪，影响成绩。

（3）操作考试。医学是一门实践性很强的学科，医学生的培养也要注重动手能力的培养，因此操作性考试是非常重要的。操作性考试可包括无菌概念考核、换药考核、检体考试、抽胸腔积液、门诊手术等，可在实习结束时进行。

3. 新型的考试方法

客观结构化临床考试（objective structured clinical examination，OSCE）始于1975年，由英国邓迪大学的 Dr. R. M. Harden 提出。OSCE 并不是某一种具体的考核方法，它只是提供一种客观的、有序的、有组织的考核框架，在这个框架中每一个医学院、医院、医学机构或考试机构可以根据自己的教学大纲、考试大纲加入相应的考核内容与考核方法。

OSCE 考试是通过模拟临床场景来测试医学生的临床能力，同时也是一种知识、技能和态度并重的临床能力评估的方法。考生通过一系列事先设计的考站进行实践测试，测试内容包括标准化患者（standardized patients，SP）、在医学模拟人上实际操作、临床资料的采集、文件检索、回答临床问题等。考站设置一般分为长站、短站，时间为5～20 min，由主考人或 SP 对考生进行评价。

虽然 OSCE 可结合考试的不同针对性，设置不同的考站内容，但要开展该项客观结构化考试，其基本一致的条件是模拟设备和 SP，这是基础的硬件，也是目前医疗形势下考核医学生能力所必需的辅助角色。

有研究显示，设置10站以上的 OSCE 考试能比较客观、真实地反映考生的实际临床能力。OSCE 考试方法避免了传统考试的偶然性和变异性，减少了主观性。而且，由于其众多的考试内容，使评价遍及教育目标分类学所包括的认知、情感和精神运动三个领域，充分发挥了考试的功能，被国外众多医学院校使用。但由于其费时费力，考试成本较高，在国内开展还不是非常广泛。

考核方法的选择要根据学生不同的学习阶段和考核的具体目标来选择，可将多种考核方法综合起来，取长补短，对学生的综合能力作出一个全面的、客观的评价。

（四）试题分析

试题分析是判断试题质量的重要依据，也是不断提高试题质量的主要方法。试题的质量包括难度和区别度。

1. 难度

难度指试题的难易度。通常用全体考生对该试题作正确回答的百分比 P 来表示。

根据难度的定义，可知 P 值越大，试题越容易。试题的难度以多大为好，应根据考核的目的而定：诊断性考核，应偏易；选择性考核，试题的难度应与录取率相近。为了区分学业成绩的优劣，中等难度的试题（P 为 $0.5～0.7$）题量应占 1/2，偏易（$P>0.7$）和偏难（$P<0.5$）试题可各占 1/4。

2. 区分度

区分度指试题对考生学业成绩优良的鉴别程度。常用的方法有两端法和相关法。

（1）两端法。将所有考生的成绩按得分高低排序，高分和低分组各取27%，分别计算高分组和低分组的试题难度，两者之差即为试题区分度。

（2）相关法。以每个考生该次考核的总分和每题得分的相关系数作为该题的区别度。

区别度的绝对值为0～1.0。"+1"表示高分组的考生全答对，低分组的考生全答错，该试题将考生优劣完全区分开了；若为"-1"，则相反，该试题应认真分析，找出原因，作适当修改或淘汰，但在记分时该题应予剔除。一般认为，相关法计算的试题区别度在0.40以上者为"优秀"；0.30～0.39者为"良好"；0.20～0.29者为"尚可"，但需改进；0.20以下者则需淘汰或改进。

判断试题的质量应把难度和区别度结合起来进行分析，单纯根据难度或区别度都是片面的。试题的难度要适当分散，跨度要大一些，容易的试题在于把学习成绩差的学生区分出来，难的试题则用以区分学习优秀者。

（五）考核结果的质量评价

评价考核结果质量的指标很多，主要有信度和效度。

1. 信度

信度（可靠性）指考核结果的稳定程度，就如用尺测量某一物体的长度，反复测量多次，其结果相同或非常相近，便可认为该测量结果是可靠的。考试的可靠性是指考生考核得分的一致程度。如考生两次参加同一试卷的考核，若都获得几乎相同的分数，则可以认为该考核的信度是高的、可靠的。信度的高低有两种表示方法，即信度系数和测量标准误。

（1）信度系数。①稳定性系数，是同一考核试卷在不同时间，对同一群体实施两次考核，这两次考核分数的相关系数。它主要表示考生掌握知识的稳定程度，但易受间隔时间的长短及学习经验的累积等因素的影响。教师自编试题的考核很少采用。②等值性系数，是用两份等值（题数、题型、内容、难度、区别度相同或相近）但不同题目的试卷来考核同一群体考生，这两次得分的相关系数。正式试卷和补考试卷应等值。等值性系数无法表示考生掌握考核内容的稳定程度，但可说明试题的取样是否有充分的代表性。③内部一致性系教，用来表示考核的各试题得分的一致程度。各试题得分的相关性越高，该考核的内部一致性（同质性）也越高。

在大规模的考核（如高考）中，一般要求信度系数为0.90～0.95。而教师自编试题的考核，其信度系数要求也应在0.55以上。

影响信度系数的因素很多，除随机误差外，下列因素也会影响信度系数：①试题的数量。试题越多，信度越高。但试题数量超过一定限度，会造成考生的疲劳和厌倦，反而降低可靠性。②分数的分布。其他条件相同，分数的分布范围越广，信度系数越高。③试题的质量。试题太难或太易，都会降低试题区别度，从而缩小分数的分布范围，影响信度。

（2）测量标准误。测量标准误是用考生得分可能变动的范围来表示信度的高低。例如，用同一内容对某一考生进行反复多次的考核，得分变动的大小和考核信度有关。信度高，考生得分变动就小；信度低，变动就大。在教学实践中，虽然不能对每一个考生进行反复的考核，但可通过一次考核用统计学方法推算出考生得分的变动范围。

2. 效度

效度是衡量考核结果有效性的重要指标，是一次考核能测量到的知识和能力的程度。

第三章

医院教学的评估

第一节　医院教学评估的目的和意义

评估是对质量本身的评价。评估是完整收集一所高校的，或分别地收集该校核心活动的质量数据、信息和证据，并对教育的输入过程和输出质量作出判断的活动。评估不必作出正式认证决定，而正式认证则需要以评估为基础。

教学评估作为教学管理过程的基本环节，是教学决策的基础，对于教学系统具有重要的反馈作用。其根本目的是促使各级教育主管部门重视和规范高等学校的教学工作；促进学校自觉地遵循教育规律，增强学校主动适应社会需要的能力，发挥社会对学校教育的监督作用，不断提高办学水平和教育质量。高等教育评估的基本任务是根据一定的教育目标和标准，通过系统地收集被评学校的主要信息，准确地了解实际情况，对学校办学水平和教育质量作出评价。评估工作的重点是促进学校端正办学指导思想，深化教学改革，促进学校建设，提高管理水平。高等教育评估的基本方针是评估方案努力体现国家的教育方针和基本要求，遵循本科教育教学工作的基本规律，符合现阶段我国高等教育教学改革的实际，反映国内外高等教育的发展趋势，鼓励学校从实际出发办出特色。评估工作是一项系统性、科学性很强的工作，必须采取科学的手段，有计划、有步骤地获取在教育活动中的可靠信息，并依据既定的目标对其作出有科学价值的判断。评估方案要力求科学、简易、可行、注重实效，有利于调动各类学校的积极性，在保证基本教育质量的基础上办出各自的特色。

为加强和改善国家教育行政部门对高等学校教学工作的宏观管理和指导，推动各级教育主管部门重视和支持高等学校的教学工作，教学评估工作自始至终要贯彻"以评促建，以评促改，评建结合，重在建设"的原则。教学评估对医学教学各层面的意义如下。

1. 学校

促进高等学校对标世界一流大学的标准，不断明确办学指导思想，加强学校整体条件建设，造就一大批学术造诣较深、在国内外有一定影响的学术带头人和骨干教师，保持一支相对稳定的优秀的教师队伍；深化教育、教学改革，优化学科结构，确保较高的教育质量；加强教学、科研必需的基础设施建设、实验室建设和公共设施建设，创造更高的办学条件；加强科学研究工作，加强重点学科、重点研究基地建设，加快科学技术转化为生产力的步伐；推进办学体制改革，提高管理水平，深化学校内部管理体制的改革；增强高等学校国际交流与合作，创建自己的教育品牌，扩大在国际上的影响，从而

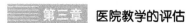

更好地为社会主义现代化建设服务。

2. 院、系、医院

通过评估,可以掌握学校、学院和医院的教育现状,包括师资队伍、教学设施、教学管理模式、运行机制等情况,找到优势和不足,找出差距,加强相关建设,增强可持续发展能力。

3. 教研室

通过自评或上级部门的评估,增强教研室之间交流,找出差距,明确建设方向,提高硬件和软件的质量。

4. 教师

衡量教师知识水平和教学水平,有利于增强教学意识,提高教学积极性,提高教学质量,保持一支政治业务素质优良、结构合理、人员精干、相对稳定的教师队伍。

5. 学生

促进医院硬件、软件的建设,有利于高素质学生的培养。

第二节 医学教学评估的内容

一、评估类型

(一) 自我评估和他人评估

根据评估实施的主体,评估可分为自我评估和他人评估。

自我评估是学校、医院内部评估,即学校、医院内部自行组织实施的自我评估,是加强学校管理的重要手段,其目的是通过自我评估,不断提高办学水平和教育质量,主动适应社会主义建设需要。学校主管部门应给予鼓励、支持和指导。其重点是思想政治教育、专业(学科)、课程或其他教育工作的单项评估,基础是经常性的教学评估活动。评估计划、评估对象、评估方案、评估结论表达方式及有关政策措施,由学校根据实际情况和学校制定的评估方法规定的要求自行确定。学校应建立毕业生跟踪调查和与社会用人部门经常联系的制度,了解社会需要,收集社会反馈信息,作为开展学校内部评估的重要依据。

他人评估是由上级部门或相关部门(包括国家各级教育主管部门、教育界、知识界、用人部门等)对学校、学院或医院进行的评估,他人评估根据其不同的评估目的又可分为合格评估、办学水平评估、选优评估等。

(二) 宏观评估和微观评估

根据评估的对象和内容可分为宏观评估和微观评估,两者是相对而言的。宏观评估通常指大规模的、高层次的、范围较广的综合性评估,如对专业课程设置、教学计划等的评估。微观评估是小规模的、低层次的、较小范围的评估,如对教学某个环节(教研室课程建设评估、教师授课质量评估、实验室建设评估等)的评估。

（三）定量评估和定性评估

根据评估指标和评估结果，可将评估分为定量评估和定性评估。有些项目的评估可以制定具体的定量指标，如教师职称、教学床位、教学课时等可以进行定量评估；而教师教学态度、教学效果等指标则很难制定出确切的定量指标，只能对其进行定性评估。

（四）办学水平评估和选优评估

根据评估目的，可将评估分为办学水平评估和选优评估。

办学水平评估是对已经鉴定合格的学校进行的经常性评估，它分为整个学校办学水平的综合评估和单项评估。整个学校办学水平的综合评估根据国家对不同类别学校所规定的任务与目标，由上级政府和有关学校主管部门组织实施，目的是全面考察学校的办学指导思想，贯彻执行党和国家的路线、方针、政策的情况，学校建设状况，以及思想政治工作、人才培养、科学研究、为社会服务等方面的水平和质量。评估一般每4～5年进行1次（和学校领导班子任期相一致），综合评估结束后应作出结论，肯定成绩，指出不足，提出改进意见。单项评估，主要由国务院有关部门和省（自治区、直辖市）教育行政部门组织实施，目的是通过校际思想政治教育、专业（学科）、课程或其他单项教育工作的比较评估，评估教育工作状况，交流教育工作经验，促进相互学习，共同提高。评估结束后应对每个被评单位分别提出评估报告并作出评估结论。1993年9月开始进行的七年制高等医学教育评估、1996年5月开始的本科教学工作合格评估及2001年开始的本科教学工作水平评估均属于这类评估范畴。

选优评估是在普通高等学校进行的评比选拔活动，其目的是在办学水平评估的基础上，遴选优秀，择优支持，促进竞争，提高水平。选优评估分省（部门）、国家两级。根据选优评估结果排出名次或确定优选对象名单，予以公布，对成绩卓著或优秀者给予表彰、奖励。

二、评估方案的设计

评估方案指评估指标体系的选择和建立、评估的实施等，应根据不同的评估目标来制订。

（一）方案设计的指导思想

1. 坚持社会主义方向

我国的高等教育归根结底是为社会主义现代化建设服务，因此在高等教育评估中必然要坚持社会主义方向。

2. 以"教育要面向现代化、面向世界、面向未来"为指导

改革开放以来，我国已经进入经济发展和竞争的大环境中，社会的发展对我国高等教育的人才培养提出了更高的要求，高等教育在社会发展中的地位和作用也日益明显。邓小平同志"三个面向"从战略高度为我国的高等教育指明了改革和发展的方向。因此，高等教育和评估只有在"三个面向"的指导下，才能充分发挥教育评估的导向作用和调控作用，引导高等教育改革向着既定的目标发展。

3. 符合国内外高等医学教育改革发展的方向

如何培养适应 21 世纪的医学人才是当前我国高等医学教育改革的首要问题。教学改革的根本目标，就是要主动适应社会主义现代化建设的需要。随着 2001 年《本科医学教育国际标准》的正式公布，国际医学教育改革有了指南。因此，教育评估指标体系的建立，必然要符合国内外高等医学教育改革发展的方向。

（二）评估方案设计主要遵循的原则

1. 目的性原则

教学评估必须为学校的教育目的服务，这是因为评估指标体系具有突出的导向作用。要体现社会主义的办学方向和高等医学教育改革、发展的方向，同时注意克服那些带有普遍性的不良倾向。

2. 客观性原则

在教育评估中，必须采取实事求是的态度，不能主观臆测或掺杂个人感情。要符合学校、医院的实际情况，使教学评估能较确切地反映出学校教学工作的真实水平，为学校教育决策提供较为可靠的依据。

3. 一致性原则

进行教育评估必须采用一致的标准，条件与基础相同，做到规范化。方案的设计尽可能根据教育目标，确定稳定一致的评估标准；评估方案中的评估内容、评估程序、评估方法等尽可能具有约束力，以利于评估人员遵照执行。

4. 可行性原则

评估方案的设计要考虑人力、财力、物力、时间等学校的实际条件，设计的方案要有能够实施的规定和可以操作的方法；评估的指标系统尽量避免烦琐，评估标准简明可测，使教学评估工作尽可能简单易行。

三、评估指标体系的建立

制定评估指标是一项复杂的工作，它包括确定指标层次系统，确定指标的内涵和标准及参照性检查项目，确定各项指标的权重，等等。下面介绍几种评估指标体系。

（一）授课质量评估指标体系

1. 目的

评估教师授课的质量和效果。

2. 内容

在教学内容、教学方法、教学态度三大方面制定相关指标，进行评估。

3. 评估人员

学生、同行和专家三类人员分别进行评估，评估表可以根据不同的评估人略做修改。

4. 评估方法

通过听课并填写调查表的方式进行。

5. 指标体系

具体见表 3-1。

表 3-1　教师课堂授课质量评估

指标	具体内容
教学内容	概念清楚，逻辑性强，条理清晰 选择实例恰当，重点难点突出 内容充实，紧扣大纲 适当介绍学科新进展、新成就 适当应用英文专业词汇（写、读）
教学方法	理论联系实际，注重培养学生分析解决问题的能力 善于启发诱导，积极引导学生思维 语言生动流畅，使用普通话，口齿清楚 教具应用得当，恰当应用电教或教材、教具 通过讲解能引起学生学习该门课程的兴趣 讲解速度适中
教学态度	备课充分，内容熟悉 精神饱满，仪表庄重，穿着得体 教书育人，注意思想品德教育 以身作则，执行课堂纪律，按时上下课

（二）课程建设评估体系

1. 目的

对课程设置作一总体评估，可作为评选优秀课程的标准。

2. 内容

在教学条件、教学状态、教学成果三大方面制定相关指标，进行评估。

3. 评估人员

由校教务处成立评估委员会进行。

4. 评估方法

通过听课、深入教研室现场查看、召开教师和学生的座谈会及参阅有关资料进行评估。

5. 指标体系

具体见表 3-2。

表 3-2　课程建设评估指标体系

一级指标	二级指标	三级指标	具体内容
教学条件	教师	政治思想	事业心强，有进取心 团结协作，学风正
		人员结构	结构合理，梯队建设好 高级专业职称人员平均年龄 高学历（博士、硕士）比例

续上表

一级指标	二级指标	三级指标	具体内容
教学条件	教师	学术水平及地位	为博士（硕士）学位授予点 学术带头人在高层次学术组织中担任重要职务 各级科研基金申请情况 科研教学成果获奖情况 教师获奖情况
		中青年教师培养	有教师培养计划、安排落实 组织学习教育学知识
	教学内容软件	教学大纲	有不同专业、不同层次的教学大纲
		教材	选用得当，体现"三基"要求 自编教材 辅助教材（电子教材、配套教材）
	实验硬件	教学场所	教室、示教室、实验室 临床示教、见习、实习教学床位
		教学设备	教室教学设备（多媒体配备）实验器材、教学模具
		易耗品	实验动物、实验用品
教学状态	教学管理	教学组织	正副教授主讲学时所占比例 实习课每位教师带教学生数
		教学档案	教学档案良好，内容完整 教学档案管理现代化（用计算机管理） 学生试卷保存5年以上
	教学动作	课程设计	经论证设计科学，安排合理 有教学研究课题
		教学准备	坚持严格的备课、预讲制度 教案编写符合要求
		教学实施	严格按教学计划实施 运用外语教学达规定要求 开展第二课堂
		考核	有规范的试题库，应用良好 教考分离 考试结果分析制度完善
教学改革		教改成果	立项课题研究 教学研究论文

（三）医院教学工作评估

1. 目的

规范教学管理，明确教学方法，提高教学质量。

2. 内容

在教学条件、教学状态、教学效果三大方面制定相关指标，进行评估。

3. 评估人员

可由校教务处或医学院组织评估委员会进行评估。

4. 评估方法

医院自评、专家组评和实习学生评等相结合。

5. 指标体系

具体见表3-3。

表3-3　医院教学工作评估指标体系

一级指标	二级指标
教学条件	医院等级 科室设置 教学床位数 师资队伍 教学设施
教学管理	教学管理机构、人员设置 教学计划安排是否经论证 教学安排执行 教学规章制度 教学档案管理 带教情况
教学状态	教学查房 病例讨论、讲座 医疗文件修改 医疗技术操作指导 医学伦理教育 出科考试
教学改革	教学改革研究工作 教学论文

（四）本科教学工作评估

1. 目的

对学校教学水平和能力进行评估。

2. 内容

普通高等学校本科教学工作优秀评估方案按硬件和软件两条线，从学校、学院、教研室三个层次进行评估。

硬件指办学规模、办学条件。

软件指办学思想、改革思路、师资队伍建设、教学质控、课程建设、教师与学生素质、教学效果（基本理论与基本操作）。

指标体系共设 8 项评估要素，19 个评估指标，其中有 11 个为核心指标，每项评估指标均有优秀标准和合格标准的具体参照内容，评估结果必须具备以下三个条件才可评为优秀：①19 个评估指标中达优者不少于 15 个且被评为合格者不超过 3 个，无不合格指标；②11 个核心项目中达优者不少于 9 个且被评为合格者不超过 1 个；③教学特色鲜明。

3. 评估人员

由国家教委组织评估。

4. 评估方法

通过听取汇报、深入教学现场、召开教师和学生的座谈会及查阅有关资料进行评估。

5. 指标体系

有关内容参照教育部 2021 年的《普通高等学校本科教育教学审核评估指标体系（试行）》。

具体见表 3-4，"＊"表示核心指标。

表 3-4　本科教学评估指标体系

一级指标	二级指标	主要评估点
办学指导思想	学校定位	学校的定位与规划
	办学思路＊	教育思想观念 教学中心地位
师资队伍	师资队伍数量与结构＊	生师比 整体结构状态与发展趋势 专任教师中具有硕士学位、博士学位的比例
	主讲教师	主讲教师资格 教授、副教授上课情况 教学水平
教学条件与利用	教学基本设施＊	校舍状况 实验室、实习基地、图书馆状况 校园网建设状况 运动场及体育设施
	教学经费＊	四项经费占学费收入的比例 生均四项经费增长情况
专业建设与教学改革	专业＊	专业结构与布局 培养方案
	课程＊	教学内容与课程体系改革
	课堂教学	教学教材与选用 教学方法与手段改革 双语教学

续上表

一级指标	二级指标	主要评估点
专业建设与教学改革	实践教学*	实习和实训 实践教学内容与体系 综合性设计性实验 实验室开放
教学管理	管理队伍	结构与素质 教学管理及其改革的研究与实践成果
	质量控制*	教学规章制度的建设与执行 各主要教学环节的质量标准 教学质量监控
学风	教师风范	教师的师德修养和敬业精神
	学习风气	学生遵守校纪校规的情况 学风建设和调动学生学习积极性的措施与效果 课外科技文化活动
教学效果	基本理论与基本技能*	学生基本理论与基本技能的实际水平 学生的创新精神与实践能力
	毕业论文或毕业设计*	选题的性质、难度、综合训练等情况 论文或设计质量
	思想道德修养*	学生思想道德修养与文化心理素质
	体育	体育
	社会声誉	生源 社会评价
	就业	就业情况
特色	—	—

6. 本科教学工作水平评估考察要点

1) 办学思想。

(1) 学校的目标定位,包含学校发展目标和人才培养目标,反映了学校的治学方略和办学思想;学校的主要领导在辨识社会发展需要与学校自身现有条件和发展潜力的基础上对学校的发展有明确的目标;人才培养目标、模式,符合学校发展目标的定位。

(2) 本科教学及教学工作的地位,人才培养和教学工作在学校各种工作中的中心地位;本科教育的基础地位;科研的发展对教学质量提高的促进作用;本科教育、研究生教育、继续教育,三者相辅相成对本科教育教学发展的促进。

(3) 转变教育思想,深化教学改革,学校总体教育教学改革目标明确,思路清晰、规划切实可行,成效显著;学校领导对教师、学生教育思想观念转变的重视与落实;学校领导本身的教育思想观念转变。

2）师资队伍。

教师是履行教育、教学职责的专业人员，有一支高水平的教师队伍是实现学校发展的人才培养目标的关键。①师资队伍的总体结构要符合学校目标定位的要求，有师资队伍调整建设规划和良好的发展趋势；②要保证高水平的教师给本科生授课；③要重视青年教学骨干队伍建设，以及年轻教师使用、培养和激励。

3）教学条件。

学校具备实现目标所需要的资源条件，是学校优化育人环境、优化教育过程、提高教学质量的前提和基本保证，也是学校进一步发展的基础。在保证必要的基本教学条件情况下，要强调资源利用的优化配置和发挥高效的运行管理机制。①主要教学经费，包括本科教学业务费、教学差旅费、体育维持费、教学仪器维修费等；②教学基地与设备，包括实验室、实习基地、图书馆、运动场等基本条件；③现代化教育技术的开发与使用（结合学科的特点，注重实效）。

4）专业建设与教学改革。

（1）专业建设。①专业口径、专业结构、布局的建设与调整要符合学校的目标定位及学校的面向、地位及任务；②培养方案要反映学校所制定的培养目标对知识、能力及素质的要求，并在课程结构、调整、设置上得到保证，对课内外结合作统筹协调安排。

（2）课程建设。课程的总体设置、主要课程的体系与内容、教学方式方法等，集中体现了学校的办学思想和人才培养模式特征。①课程体系与教学内容改革与建设，主要基础课、主干课的改革建设成果明显，授课质量高，注重在课程体系、结构整体优化的前提下，进行课程体系的重组、合并、调整，逐步形成一批特色明显的本校优质课程；②有能反映课程改革建设成果的高水平教材与相关的教学条件；③教学方法的改革有利于调动学生的学习积极性，提供较好的创新意识与能力培养的条件，加强师生的交流与交往。

（3）实践教学。在满足教学实践要求的基础上能给学生的自主发展、创造性思维的培养和综合素质的提高提供较好的条件（包括时间、空间、软硬件等），这对培养创造性人才至关重要。①实验室与校内的实践基地；②开展多种形式、多渠道的实践训练。

5）教学管理。

（1）管理队伍［包括校、院（系）］的水平、素质能适应贯彻和落实学校实现自身目标所制定的规划、政策；能有力地组织学校的教学改革与发展且效果显著。

（2）有一套科学、规范、高效的教学管理运行机制；形成具有自己特色的教学质量保障体系，运行效果良好。

6）学风。

（1）校园的学术环境和文化氛围。

（2）教师风范。教书育人、为人师表；爱岗、敬业；学术思想活跃。

（3）学生风貌。文明、礼貌；勤奋学习、积极进取。

7）教学效果。

（1）学生的思想文化道德素质。

（2）基本理论与基本能力，包括基础理论、基本知识、基本技能、方法及适应、应变能力。

（3）学生的毕业设计（论文）。

（4）体育、社会评价、就业情况等。

8）特色。

在长期办学过程中积淀形成的，本校特有的，优于其他学校的独特优质风貌就是特色。特色应当对优化人才培养过程和提高教学质量作用大，效果显著。特色有一定的稳定性，并应在社会上有一定影响，得到公认。

学校的特色具体体现在以下方面：①总体上的治学方略、办学观念、办学思路；②教育上的特色，教育模式、人才特色；③教学上的特色，课程体系、教学方法及解决教改中的重点问题等；④教学管理上的特色，科学、先进的教学管理制度、运行机制等。

四、医学教育评估的改进与发展

（一）医学教育评估应该纳入质量保证体系之中

医学教育质量保证体系以指定质量标准开始，经过质量评估，以质量认证结束。教育教学评估只是达到认证的一个环节和手段，因此只有将医学教育评估作为整个质量保证体系的一个有机组成部分，才能使其发挥作用。为此，必须做到：①在教育部和国家卫生健康委员会的领导下，在医学教育领域建立质量保证机构和质量认证制度；②根据世界医学教育联合会（World Federation of Medical Education，WFME）提出的《本科医学教育国际标准》，在总结我国医学院校多年来评估经验的基础上，研究、制定符合中国实际的本科医学教育质量标准；③在医学院校建立内部质量保证体系，以自评和改进为主，侧重"过程评估""以过程求结果""以形成求总结"；④建立评估中介机构，从事以学校或专业认证为目的的外部评估；⑤建立医学教育评估信息数据库和评估专家库，逐渐实现评估数据化和数据透明化；⑥邀请卫生医药机构的管理人员和专业人员参与评估方案的制订和评估实地考察；⑦开展人员培训，将质量保证有关知识和方法在医学院校中推广。

（二）医学教育评估要以研制评估标准为起点

医学教育质量保证的前提是研究制定质量标准，没有质量标准，整个质量保证工作就会失去质量评估的判断依据。因此，制定本科医学教育标准是教育管理部门的首要任务。

（三）医学教育评估需要提高教育国际化意识

进入20世纪90年代，在经济全球化的推动下，世界范围内兴起了新一轮的高等教育国际化浪潮，跨国交流与合作日益频繁。经济合作与发展组织（Organization for Economic Co-operation and Development，OECD）更是提出把教育国际化作为高校职能的新维度。医学和医学教育是国际性最强的领域，且其国际化进程早已开始，进入20世纪之后，推进速度加快。2003年WFME正式公布《本科医学教育国际标准》；2004年WHO和WFME联合发布《医学教育认证工作组》；2005年WHO和WFME联合发布《医学教育机构认证》，旨在建立可持续的国际医学教育认证体系。鉴于此，必须加强医学教育评估的国际交流合作，积极参与国际教育评估事务，加入世界医学教育（评估）进程之中。

（四）医学教育评估必须以学校自评为基础

学校自评属于内部质量保证机制，它通过教学诊断实现教学改进，带有明显的形成性和内部导向性。在我国教育评估体系中，学校自评有以下作用：①为外部质量评价提供充分的信息；②通过自评，能够在掌握大量资料、数据的基础上，对学校自身的教育教学工作状态作出符合实际的诊断，明确改进方向；③这是动员利益方共同参与学校改革、建设的过程。放眼全球，当今世界所有国家及其质量保证机构所开展的教育评估是在学校自评的基础上进行的，即"以评促建"。

（五）医学教育评估成败的关键是专家队伍

同行专家现场考察是医学教育评估的固有部分，也是教育评估主观性最明显的部分。不同的专家对评估标准理解的深度、广度和准确度是不一样的，由此产生的评价结果的差异就是"系统误差"，因此在遴选评估专家时必须考虑其教学经验、工作作风及态度、对评估方案的把握程度等因素，以最大限度地保证公平和公正性。

第四章

医院医学教育中的思想政治和德育工作

医院承担着繁重的医疗工作，同时还担负着教学、科研等重要任务。尤其是医学院校的附属医院，更是承担了大量的医学教学及医学生的思想政治和德育工作。本章主要对临床医学专业大学生（包括五年制、七年制、八年制医学生）的思想政治和德育工作展开论述。

我国高等院校的根本任务是培养德、智、体、美等全面发展的社会主义事业建设者和接班人。他们的思想道德和科学文化素质如何，直接关系到国家的未来，关系到我国社会主义现代化建设事业能否实现，关系到能否坚持党的基本路线一百年不动摇。邓小平同志说"学校应该永远把坚定正确的政治方向放在第一位"，指出了我国医学教育的社会主义办学方向。

第一节 医学生思想政治和德育工作的意义和任务

思想政治和德育教育，是高校教育的重要组成部分。医院医学教育任务中思想政治和德育工作的对象主要是针对医学院校的大学生人群。思想政治教育的目的是使人们通过教育逐步树立马克思主义的世界观与方法论，能动地去认识世界，改造世界，从而造就"有理想、有道德、有文化、有纪律"的一代社会主义新人。

一、意义

2004年8月颁发的中央16号文件，即《关于进一步加强和改进大学生思想政治教育的意见》，充分表明了党和政府对大学生思想政治工作的关心和重视。这是深入贯彻党的十六大精神，适应新形势、新任务的要求，提高大学生思想政治素质，促进大学生全面发展的纲领性文件。

当今世界已进入21世纪，我国已加入世界贸易组织，经济全球化步伐日益加快，世界政治正在向多极化方向发展；加上信息技术的飞速发展，各种思想相互交叉，相互激荡，复杂多变的现实环境必然对人们的思想观念产生深刻的影响。大学生们思想活跃，他们思想的独立性、选择性、多变性明显增强，因此加强大学生的思想政治和德育教育比任何时期都显得更加重要。

加强医学生思想政治和德育工作是医学院校坚持社会主义性质和方向的根本保证。医学院校的教学目标是培养医疗卫生事业的服务者和接班人，必须坚持为社会主义服务，为人民服务；培养学生的创新精神和实践能力，努力为社会主义物质文明和精神文明服务。

加强医学生思想政治和德育工作是医学院校培养新时期社会主义医疗事业接班人的核心内容，是全面实施科教兴国和人才强国的需要，具有重要而深远的战略意义。习近平总书记指出："培养德智体美劳全面发展的社会主义建设者和接班人。"这就要求我们始终把坚定正确的政治方向放在第一位，热爱中国共产党、热爱祖国、热爱社会主义制度，使受教育者在德育、智育、体育几方面都得到发展，成长为既有高尚医德医风，又有精湛医技医术的高级专业人才。

加强思想政治和德育工作是完成新时期医院医疗、教学、科研各项基本工作任务的保证，其保证作用主要体现在以下两个方面：①保证培养人才的工作沿着正确的政治方向进行，尤其能适应改革开放新时期社会发展的需要；②积极引导学生拓宽思路，努力学习新知识、新技能，既要弘扬我国优秀传统文化，又要吸取国外先进文化知识，完成新时代赋予他们的历史使命和社会责任。加强思想政治和德育工作应贯穿和渗透到医院的各项工作中，它不仅要深入医疗、教学和科研等一线部门，也要渗透到后勤服务和管理部门；既要深入学生群体中，更要渗透到广大教职员工中去。

二、任务

（一）思想政治和德育工作的根本任务

对于医学生的培养，要坚持学习科学文化与加强思想修养的统一，坚持学习书本知识与投身社会实践的统一，坚持实现自身价值与服务祖国人民的统一，坚持树立远大理想与进行艰苦奋斗的统一，培育新一代有理想、有道德、有文化、有纪律的社会主义新人。

（二）思想政治和德育工作的基本任务

1. 以马克思主义为指导，坚持不懈用习近平新时代中国特色社会主义思想铸魂育人

突出大学生思想政治教育工作的核心内容和重点要求，推动习近平新时代中国特色社会主义思想进教材，进课堂，进头脑，引导学生切实学深悟透、融会贯通、真信笃行，积极践行社会主义核心价值观。

2. 以为人民服务为核心

以"五爱"（爱祖国、爱人民、爱劳动、爱科学、爱社会主义）为基本要求，开展"三主义""三德"和社会主义法制教育。

3. 充分发挥各级党政组织的管理和教育的双重职能

做好教书育人、管理育人、服务育人工作，全面贯彻党的教育方针。

4. 加强思想政治和德育工作的科学管理

建立一支脱产和兼职相结合，高学历、高素质的政工队伍。

5. 充分发挥学生社团、组织的作用

充分发挥学生会、团委、非组织形式社团等部门的作用，密切与学校的党政部门联系，形成合力，利用现代信息手段实现德育的总体目标。

（三）思想政治和德育工作的目标

1. 合格的政治素质

培养大学生具有社会主义和共产主义的理想信念，现阶段则要树立大学生为把我国建设成为富强民主文明和谐的社会主义现代化国家而奋斗的共同理想，还要求大学生具有爱国主义、集体主义精神，为祖国的繁荣昌盛贡献力量。

2. 科学的思想素质

这包括科学的世界观、人生观、价值观和方法论。现阶段就是要牢固树立爱国主义思想和全心全意为人民服务思想，加强在实践中锻炼，形成良好的风气，思想上才能健康发展。

3. 良好的道德素质

培养大学生树立社会主义道德观念，具有社会公德、职业道德和家庭美德。

4. 健康的心理素质

健康的心理素质是大学生顺利成长的必要条件，是事业成功的内在保障。努力培育大学生，使其具有坚强的意志，在实践中自觉磨炼，具备抗挫折、抗压迫、抗失败的能力，保持旺盛的积极向上的生活态度。

5. 全面的文化素质

教学中要贯穿通识教育理念，培养既具备人文修养，又具备扎实专业知识和技能的医学接班人。

第二节　思想政治和德育工作机构

德育是素质教育的核心内容，是素质教育能否顺利推进的关键。思想政治和德育工作机构是德育教育的组织基础，它构建了思想政治工作的基本框架，决定了德育教育最基本的形式和主要内容，是德育工作的根本一环，也是全面推进素质教育的根本保证之一。思想政治工作和德育工作机构的设置、职能和运作模式直接关系到德育教育的效率和成败。我国是中国共产党领导的社会主义国家，人民是国家的主人，因此我国的思想政治和德育工作机构的设置代表了最广大人民的根本利益，其运作模式应体现时代和社会的发展要求，体现人民群众的根本愿望。医学是一门具有社会性、实践性和服务性的科学，承担着救死扶伤的神圣使命，医学院校思想政治和德育工作的参与机构及其运作模式有着鲜明的专业特点。

一、定义

思想政治和德育工作机构是指对教育对象承担思想政治和德育工作的单位和组织，它有狭义和广义两方面的含义。

狭义的思想政治和德育工作机构是指统治阶级为了维护自己的统治地位，从自身的利益出发建立起来的，直接对受教育者进行思想政治、道德品质、文化素养等精神意识领域的教育、指导的社会单位和组织团体，具有鲜明的阶级性，集中体现了统治阶级的意志。在我国，中国共产党对思想政治和德育工作实施领导。我国的思想政治和德育工作机构及其运作是我们党用社会主义和共产主义思想占领思想阵地的部门。

毛泽东在《关于人民内部矛盾的问题》一文中指出："思想政治工作各个部门要负责任，共产党应该管，共青团应该管，政府主管部门应该管，学校的校长教师更应该管。"这体现了思想政治和德育工作的广泛参与性。在《关于加强和改进思想政治工作的若干意见》中，把以德育为核心的素质教育的全面推进看作一项涉及社会各方面的系统工程；强调要通过新闻媒体的正确舆论导向，深入动员社会各界关心、支持和投身素质教育，号召学校、家庭和社会要互相沟通、积极配合，共同开创素质教育工作的新局面。这不但定义了教育工作尤其是思想政治工作在新时期新的立足点，同时更赋予了思想政治和德育工作机构以广义的内涵：思想政治和德育工作机构是按照党的教育方针、教育任务和育人目标建立起来的或已存在的，直接或间接参与德育教育的，对德育教育产生直接或间接影响的机关、单位、社会团体和松散联合体的总和，是阶级性和社会性的统一。我们通常所指的思想政治和德育工作机构就是广义的思想政治和德育工作机构。

二、分类

素质教育作为一项系统工程，需要学校、家庭和社会等多方面的参与和配合，思想政治和德育工作自然也同时受到学校、家庭和社会的影响，如图4-1所示。大学生作为当代先进青年的代表群体，已经建立了初步的人生观、世界观和价值观，由于其集体生活的特点，家庭这一重要的参与思想政治工作的部分的作用相对弱化，他们的德育工作更趋于二元化，即学校和社会。医学院校的学生，由于其学科的特殊性，附属医院在思想政治和德育工作中起着举足轻重的作用，如图4-2所示。这一切，决定了思想政治和德育工作机构分类的不同。医学生思想政治和德育工作机构按不同的方法可有不同分类，见表4-1。

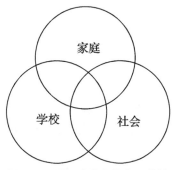

图4-1　思想政治和德育工作的
　　　　影响因素

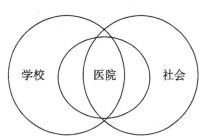

图4-2　医学生思想政治和德育
　　　　工作的影响因素

表 4-1 医学生思想政治和德育工作机构的分类

按整体单位划分	按性质划分	按职能划分
学校	党团组织	领导机构
附属医院	群众组织	指导机构
社会	其他联合体	组织管理机构 执行机构 辅助参与机构 评估机构

（一）按整体单位划分

从整体来看，医学生思想政治和德育工作机构可分成三大部分，即学校、社会和附属医院，这体现了学生思想政治和德育工作参与机构的广泛性。

1. 学校

这主要指学校的各级党政部门、职能机关、团委和学生会、宣传机构及心理咨询等部门。它们按照国家的德育大纲，通过教学和学生管理两条线，参与领导、指导、管理、评估及辅助学生的思想政治和德育工作。

2. 社会

这包括社区、精神文明共建单位、爱国主义教育基地及舆论宣传机关等，通过社区服务、精神文明共建、社会实践等形式参与指导并影响思想政治和德育工作。

3. 附属医院

这包括医院的各级党组织、职能部门等。由于附属医院不但是高校的教育机构，同时也是社会的一个服务机构，因此医院不仅指导、执行、管理学生的德育工作，还是学生德育工作的重要舞台，医院的专家教授也是学生端正"三观"、树立远大理想的榜样。

（二）按性质划分

思想政治和德育工作机构从性质上可分为党团组织、群众组织和其他联合体三部分，这体现了思想政治和德育工作的群众性、广泛性和阶级性。

1. 党团组织

这是指学校、附属医院的各级党组织和团组织，它们在思想政治和德育工作中起领导和指导作用。

2. 群众组织

这是指学生按照自己的意愿、利益和兴趣组织起来的比较固定的团体，包括学生会、学生社团等，通过各种活动形式和活动内容，学生自主参与德育工作同时接受德育教育。

3. 其他联合体

这是指团体与团体之间、单位与单位之间建立起来的参与思想政治工作的联合体，包括精神文明共建单位、社区服务队及研究生指导老师组等。

（三）按职能划分

思想政治和德育工作机构按其不同的职能可以划分为领导机构、指导机构、组织管理机构、执行机构、辅助参与机构和评估机构。

1. 领导机构

这主要指学校的校级党政部门。

2. 指导机构

这包括学校教务处、学工部、各院系党委（总支）、附属医院党委及学校团委等。

3. 组织管理机构

这包括各院系学工组、分团委（总支）、校学生会、附属医院教育处和学校人文社科部等。

4. 执行机构

这包括学生党支部、班集体、团支部、学生社团、附属医院的研究生指导老师组及人文社科部的相关教研组等。

5. 辅助参与机构

这包括学校的宣传部门、学生服务联合体、附属医院的宣传科、病区及社会舆论机构、社会实践基地、志愿者服务基地、社区服务中心等。

6. 评估机构

这包括学校、各院系、各班成立的德育考评小组，以及附属医院的精神文明办公室等。

三、职能

不同的思想政治和德育工作机构在学生的德育教育过程中承担着不同的职能。概括起来，思想政治和德育工作机构有领导职能、指导职能、组织管理职能、执行职能、辅助参与职能和监督评估职能等六大职能。

1. 领导职能

学校的校级党政部门按照国家的德育教育大纲，根据实际情况，制定学校的德育教育目标，并指导教务处、学工部、各级党委（总支）、校团委开展学生的德育工作，起着总揽全局、协调各方的作用。

2. 指导职能

学校教务处、学工部、院系党委（总支）、附属医院党委按照校级党政部门的要求指导人文社科部及下级党、团、政工组织进行思想政治工作。当然，大多数思想政治和德育工作的组织管理、辅助参与机构在实际工作中也承担了一定的指导职能，因此思想政治和德育工作机构的指导职能是其最基本、最普遍的职能。

3. 组织管理职能

学校人文社科部、院系学工组及团委和附属医院教育处学生科及研究生科在校级党政部门的统一领导下，在上级党、政、工、团组织的指导下，组织相关教研组、班集体、团支部、学生党支部、医院的研究生指导老师组开展多种形式的德育教育工作，并对它们进行有效的管理。

4. 执行职能

这是基层思想政治和德育工作机构最主要、最基本的职能。相关教研组、学生党支部、班团支部等基层机构在各自的领域和工作范围内对学生直接履行德育教育的职责，研究生导师也在日常指导学生学业过程中参与学生的德育教育工作，形成了思想政治和德育工作的多样性，这也是思想政治和德育工作的立足点所在。

5. 辅助参与职能

社会机构（包括社会实践、志愿者服务基地）在参与学生德育工作中扮演着重要的角色。通过搭建学生社会实践舞台、指导学生社会实践活动，它们对学校的德育工作起着辅助的作用。舆论机构（包括学校、附属医院的宣传部门）也以各自特殊的形式影响着学生的德育教育，如校报、院报、学生刊物等。心理咨询中心又给予学生思想政治工作以强有力的保障，这一切都是思想政治和德育工作所不可缺少的。

6. 监督评估职能

学校、院系、班集体组成的德育考评小组及附属医院的精神文明办公室，在某一时间或某一时段，对学生思想政治和德育工作的即效性和后效性进行定性或定量的评估和比较，监督各级机构的德育工作情况，及时反馈相关信息以指导思想政治和德育工作的有效进行。

四、设置及其特点

各高等院校在思想政治和德育工作机构的设置上有共性也有个性，医学院校的思想政治和德育工作的机构设置也必然有其特殊性，图4-3列出了医学院校学生思想政治和德育工作机构的设置及其基本的运作模式，从中不难看出其具有以下特点。

1. 层次分明、分工明确、职责清楚

从领导机构的校级党政部门到德育工作的终点，即学生，自上而下、层层落实、逐级展开。不同层次的思想政治和德育工作机构承担着不同的职能，各个思想政治和德育工作机构也有不同的分工，通过各自不同的形式开展德育教育。

2. 附属医院在学生整体的思想政治和德育工作中不可缺少

附属医院接受学校校级党政部门的直接领导，通过相关的职能部门参与学生的德育教育。随着时代的发展和素质教育的深化，医院进而又成为学生社会实践的载体和纽带，在思想政治和德育工作中逐渐扮演起重要的角色。医院的博士研究生、硕士研究生，既是思想政治工作的受体，又是德育工作的有效资源，由他们组成的研究生指导老师组，参与本科生的思想政治工作，往往可以取得事半功倍的效果。

3. 身心兼顾

学校在学生服务联合体中设立了专门的心理咨询中心，帮助指导学生减轻内心矛盾和冲突、增强耐挫力、开发自身潜能、更好地适应环境，在辅助参与学生的思想政治工作中起了不可忽视的重要作用。另外，院系的学工组、附属医院学生科的老师、研究生指导老师也承担了心理疏导的职能，有助于保证思想政治工作的实效和高效。

4. 理论和实践相结合

学校和医院设立了专门的职能机构，对学生进行正面的德育理论教育，同时充分利用医院和社会的有效资源，搭建实践舞台，通过相关的社会单位、团体的指导，开展各种社会服务活动，培养学生的社会责任感和使命感，锻炼各种能力。

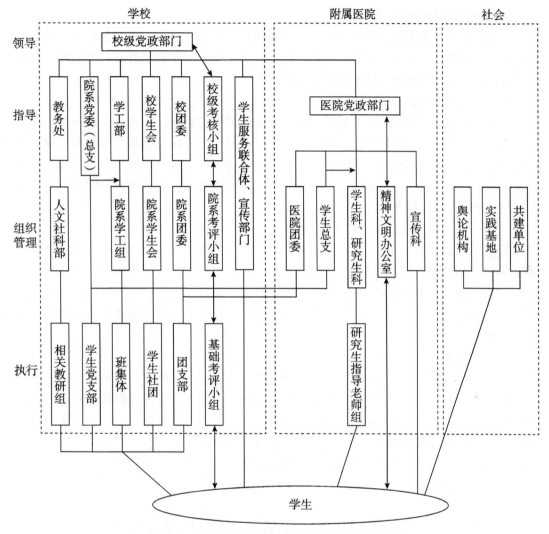

图 4-3 医学院校思想政治和德育工作机构的设置

五、思想政治和德育工作设置和运作的趋向

随着教育改革的深化，素质教育的全面推进，"教育必须为社会主义现代化建设服务、为人民服务，必须与生产劳动和社会实践相结合"的教育方针的贯彻执行，思想政治和德育工作机构的设置和运作在新的时期有了新的局面。

1. 以人为本

以人为本，即突出学生在思想政治工作中的主体性地位，把学生看作思想政治工作的主体，这体现了德育工作的能动性和可参与性。学校也好，医院也好，从育人的角度出发，从学生和社会的需求出发设置机构，转变机构职能，增加反馈和互动渠道，合理高效地进行德育教育。通过正面的道德品质及理论教育，提高学生的道德认知和选择能力，同时积极组织开展社会实践，借助各方面力量锻炼学生的道德实践能力。

2. 显性教育与隐性教育相结合

一方面重视发挥德育教学的职能，通过加强正式的课堂德育教学这种教育方式，改善和提高显性教育；另一方面加强共青团组织、学生会、学生社团等机构的职能，进行隐性教育。两者有机结合，以高效进行德育教育。

3. 渗透式教育逐渐加强

在课程设置过程中，学校的教务处不仅设置系列德育课程，而且在自然科学、文史哲学等课程中适量引入德育内容。医院在承担毕业班学生临床实习和高年级学生床旁示教的过程中，也有的放矢地进行医德医风、医患沟通等社会道德教育，亦使德育教育贯穿教学过程中。另外，各机构的工作内容也有相互的交叉和补充，在潜移默化中对学生进行思想政治和德育教育。

4. 全方位、全过程、全员育人的系统

无论是在课堂内外、医院内外，还是在校园内外，都有不同的机构给予学生自始至终的德育关怀；无论是教学部门、学生管理部门，还是社会、社区团体，甚至是学生自我管理的团体，都应积极做到教书育人、管理育人、服务育人，努力把思想政治和德育工作从一种外源性的压力转变为学生的一种内化性的动力，这样才能真正发挥作用，收到良好的成效。

5. 形式多样、内容丰富

新时期，思想政治工作的形式也应跟随时代的变迁而与时俱进，不能再拘泥于过去课堂教学的单板形式，应采用学生感兴趣的、容易接受的方式进行潜移默化的渗透式教育方式。比如，开展一些受学生欢迎的讲座、座谈、文体娱乐活动等，还可以通过学生使用的 QQ、BBS 论坛等渠道与他们进行沟通。另外，内容可以不仅局限在政治方面，也可结合当前形势、社会热点、学生关注的话题开展多方面的交流。只有融入学生，思想政治工作才能做透、做好、做深入。

第三节　思想政治和德育工作内容和形式

医院思想政治和德育工作担负着教育和培养德才兼备的医务工作者的神圣使命，医院思想政治工作的主要对象是医学院校高年级的医学生。在进入医院学习后，医学生不仅在课堂上接受临床医学理论教育，还参加示教、见习及实习等临床实践活动。在这个阶段中他们所接触到的方方面面对于他们今后走上社会成为一名合格的医务工作者至关重要。因此，根据医学生的特点有针对性地开展形式多样的工作是做好思想政治和德育工作的关键。

一、内容

"健康所系，性命相托"，医学生这一誓言道出了医生所承担的重任。医生是个特殊的职业，因为医生肩负着"除人类之病痛，助健康之完美"的崇高事业。在医疗活动中，医疗效果不但取决于医疗技术、医疗设备，而且与医师的职业道德直接相关。因此，在医学生的培养中不仅要注重培养其"刻苦钻研，孜孜不倦，精益求精"的高超医术，也要培养其"热爱祖国，忠于人民，恪守医德"的高尚品德。医学生的世界观、人生观和价值观尚处在形成之中，可塑性大，切实加强对他们的教育和引导显得尤为重要。因此，教育学生树立正确的理想信念，培养良好的医德医风，并不断提高自身综合素质能力就成了医院思想政治和德育工作的重要组成部分。

（一）树立正确的理想信念，培养高尚的医德医风

1. 以理想信念教育为核心

深入进行树立正确的世界观、人生观和价值观的教育。在科技革命的带动下，我们的生活正发生着日新月异的变化，经济全球化速度明显加快，给我们带来了前所未有的机遇和挑战，也让我们面临许多新的问题。有人产生了"马列主义已经是过时的东西，不再适合中国发展"的看法和言论；国际上的反华势力并没有停止从意识形态方面对中国的入侵，使当代大学生的思想观念受到了前所未有的冲击。大学生对社会的变化最敏感，对各类信息的吸收也最快，对政治方向把握容易出偏差。因此，医院思想政治和德育工作的首要内容应是对学生进行"三观"教育。深入开展党的基本理论、基本路线、基本纲领和基本经验教育，开展中国革命、建设和改革开放的历史教育，开展基本国情和形势政策教育，开展科学发展观教育，使大学生正确认识社会发展规律，认识国家的前途命运，认识自己的社会责任，确立在中国共产党领导下走中国特色社会主义道路、实现中华民族伟大复兴的共同理想和坚定信念。积极引导学生不断追求更高的目标，使他们中的先进分子树立共产主义的远大理想，确立马克思主义的坚定信念。

2. 以基本道德规范为基础，深入进行职业道德教育

要认真贯彻《新时代公民道德建设实施纲要》，以为人民服务为核心，以集体主义为原则，以诚实守信为重点，广泛开展社会公德、职业道德和家庭美德教育，引导大学生遵守明礼诚信、团结友善、勤俭自强、敬业奉献的基本道德规范。加强民主法制教育，增强遵纪守法的观念。加强人文素质和科学精神教育，加强集体主义和团结合作精神教育，促进大学生思想道德素质、科学文化素质和健康素质协调发展，引导大学生勤于学习、善于创造、甘于奉献，成为有理想、有道德、有文化、有纪律的社会主义新人。作为医务工作者，患者的生命、患者的利益永远都是应该被放在第一位的，"全心全意为患者服务"是每一位医务工作者应该用毕生精力去实践的诺言。我们要教育学生把这一诺言深深地扎根于心中，并付诸将来的医疗实践中。我们应该从学生们进入临床见习、实习阶段起，就注重对学生进行职业道德教育。

（二）树立正确的学习动机、学习观和就业观

1. 树立正确的学习动机

学习动机是一种学习的需要，是直接推动学生进行学习的一种内部动力。医学生的学习动机有很多种，有为了个人将来有一份稳定的工作和满意的收入等个人狭隘的学习动机，也有为了实现自身价值，为更多的患者解除病痛，为祖国医疗卫生事业的发展贡献力量的高尚的学习动机。仅仅为了个人利益的狭隘的学习动机，往往会使学生满足于现状，不思进取，得过且过，怕累怕苦。我们要引导学生树立正确的学习动机，志存高远，为了探索生命科学的奥秘，为了医学事业的发展，为了解除人类的疾苦，不断攀登，

不断进取，勇于探索，不怕苦，不怕累，具有高尚的思想境界。

2. 树立正确的学习观念

作为未来的医务工作者，只有满腔热忱，而没有扎实的医学基础和精湛的技术，是不能肩负起救死扶伤这一神圣使命的。有了正确的学习动机，还要树立正确的学习观。现代健康观和医学模式的变化对传统的医疗服务产生了巨大的影响，医疗服务从治疗服务扩大到预防服务，从技术服务扩大到社会服务，从生理服务扩大到心理服务。医学服务模式的变化指导着医学生的学习观，我们要引导学生不仅要学好临床专业课程，也要重视预防医学课程及心理学、社会学等人文类课程。只有具有扎实的宽广的医学专业知识、医学人文知识基础，才能为我们日后成为一名合格的医务工作者打下良好的基础，才能肩负起提高全人类健康的重任。

3. 树立正确的就业观

我们提倡把为社会做贡献和实现人生价值相统一的观念，在为社会做贡献的同时，使自己的人生价值得以实现。哪里能做贡献，就到哪里去。不以地域、待遇为自己设定僵硬的框模，限制自己的发展和成长空间。不是说留在大城市、进入大单位就是最好的，只要踏实肯干，勤奋好学，在任何岗位上都能发挥自己的光和热，实现自身价值，为患者服务。我们可以通过身边一些鲜活的人物和事例教育学生，把自己的成长成才和祖国的需要、人民的需要结合在一起，到西部、到基层和艰苦地区去经受磨炼，到祖国和人民最需要的地方去建功立业。鼓励学生到西部去，这对于促进西部地区卫生事业的发展，拓展大学生的就业、创业渠道，培养和造就一大批既有现代科学文化知识又有基层工作经验和强烈社会责任感的优秀青年人才，弘扬"奉献、友爱、互助、进步"的志愿精神，推动医学事业的发展，具有非常重要的作用和意义。

（三）提高综合素质，培养创新精神

1. 培养创新精神

创新是民族进步的灵魂，是国家兴旺发达不竭的动力。我们在对医学生开展的思想政治和德育工作内容中，创新意识、创新精神和创新能力的培养显得尤为重要。要使医学生能够善于发现和认识有意义的新知识、新思想、新事物、新方法，掌握其中蕴含的基本规律，并具备相应的能力，为将来成为创新型人才奠定全面的素质基础。多年的工作经验告诉我们，培养大学生创新意识最主要的方面是创造机会让他们更多地参与社会实践和科学实践，并在实践中有所启发、有所创新。因此，我们要结合医学生的实际，组织开展各项社会实践和志愿者服务，让学生在服务他人的同时得到锻炼和提高。另外，我们也要积极为学生搭建平台，开设讲座，并鼓励学生参加大学生科技创新项目，学习医学科研技术和方法，培养严谨的医学科研态度。

2. 重视身心健康

当健康的概念由"没有疾病"转变为"不仅是没有疾病或不虚弱，而是身体的、精神的健康和社会适应良好的总称"时，精神的健康和良好的社会适应能力也日益受到重视。我们培养的医学生不仅要有健康的体魄，还要有健全的心智。处在青春期的大学生会受到来自情感、经济、学业等各方面的压力和困扰，而医学生又有他们的特点。医学生在临床实习时，角色发生了一定的转变，由"医学生"变为"实习医生"，在这个过程中，他们会受到来自各方面的压力，有来自医学知识掌握和应用的压力，有来自老师、患者、同学间沟通交流的压力，有来自患者和家属的压力，有来自时刻准备应对和承受各种未知情况的压力……在这种情况下，需要医学生及时调整心态，作出积极的应对，但往往也会出现一些不适应的状况。因此我们要重视对医学生的心理健康教育，根据大学生的身心发展特点和教育规律，注重培养医学生良好的心理品质和自尊、自爱、自律、自强的优良品格，增强医学生克服困难、经受考验、承受挫折的能力。在心理健康教育方面，确定相应的教育内容、教育方法，并依托学校心理健康教育、咨询部门及医院的心理科，积极开展心理健康教育活动。教育内容有以下两个方面：

（1）正确认识自我方面的教育。通过测试、讲座等形式让医学生对自己性格特点加以认识，扬长避短。

（2）提高各种能力方面的教育。如承受挫折的能力，包括感情、学业、就业等方面的内容，以及人际交往、沟通方面的能力。在教育的形式上可以是讲座、座谈、拓展、小组辅导、影视等。还可在班级中设立"心理委员"，配备"心理辅导老师"等，积极开展医学生心理健康教育和心理咨询辅导，引导医学生健康成长。

3. 加强人文素质的培养

"医术乃仁术"，医生是"仁爱之士"，医学本身承载着关爱人类、治病救人的崇高职能，医生品质中应具备人文情怀。医学模式逐渐由"生物医学"向"生物-心理-社会医学"模式转变，更凸显了其人文社会色彩，凸显了在医学人才培养中人文素质教育的重要性。WHO曾于20世纪90年代提出，现代的医生应该是"五星级医生"。所谓"五星级医生"，是指健康的提供者、医疗的决策者、健康的教育者、心理上的交流者、社区的领导者及组织的管理者。显然，现代医生除了要有扎实的专业素质和医学技术，还要具备人文素质。人文素质高的医生更能理解患者，关注患者的感受，能和团队很好地合作，医生的人文素质是医生发挥精湛医疗技术的基础。在医学生的培养中，我们也要加强人文素质的培养。人文素质的培养不是一朝一夕能实现的，而是需要教师、学生自身等的重视和人文环境的创造。

二、对医学生开展思想政治和德育工作的形式

（一）深入开展社会实践

社会实践是大学生思想政治教育的重要环节，对于促进大学生了解社会、了解国情、增长才干、奉献社会、锻炼毅力、培养品格、增强社会责任感具有不可替代的作用。要建立大学生社会实践保障体系，探索实践育人的长效机制，引导大学生走出校门，到基层去，到广大群众中去。积极探索和建立社会实践与专业学习相结合、与服务社会相结合、与勤工助学相结合、与择业就业相结合、与创新创业相结合的管理体制，增强社会实践活动的效果，开展形式多样的社会实践活动。重视社会实践基地建设，不断丰富社会实践的内容和形式，提高社会实践的质量和效果，使大学生在社会实践活动中受到教育，长才干，做贡献，增强社会责任感。

社会实践活动的形式有社区服务、志愿者服务、暑期社会实践等。

1. 社区服务

医学生的专业特点为他们在课余时间走上社会、走进社区，用所学知识服务于人群提供了方便，如到社区进行健康宣传教育活动，到养老院开展临终关怀活动，到幼儿园、小学开展医学科普知识讲座等活动。在参加社区服务的过程中，学生各方面的能力都得到了培养，如协调能力、人际交往的能力、专业知识的应用能力等。这些活动可以促使他们积极主动地提高自身的综合素质和能力，从而形成良性循环。

2. 志愿者服务

大学生志愿者服务广受社会关注，岗位和机会也越来越多。志愿者活动的特点在于不受专业的局限。志愿者可在业余时间进行义务劳动，在各个领域发挥个人特长，贡献个人力量，不计报酬。志愿者活动有大有小，有校内志愿者服务，如校庆、会议等的志愿者；也有社会上的志愿者服务，如科技馆志愿者活动、奥林匹克运动会志愿者服务、世博会志愿者服务等；也有结合专业开展的志愿者服务，如急诊志愿者服务。在为他人服务时，可以受到再教育，受到心灵的震撼和精神的升华，更让医学生明确时代所赋予的历史使命。

3. 暑期社会实践

暑期社会实践是利用暑期这段时间开展社会实践活动。针对医学生特点，开展医疗咨询和宣传、急诊导医、社区医疗服务、社区医疗卫生状况调查、建立健康档案等，既能锻炼医学生的临床技能，检验他们掌握知识的情况，也能在实践中让他们更理解"医生"这两个字的含义，培养高尚的医德医风。

（二）开展主题活动

1. 挖掘新教材，关注热门话题

组织开展主题活动，要以一定的材料为载体，材料本身为学生所关注，有较强的吸引力，无疑是调动学生参与德育活动的自觉性、主动性并取得良好效果的重要前提。现在的学生接触面广，信息量大，视野开阔。他们关心社会、国际国内政治、经济大事。抓住重大事件、重大活动和重要节庆日等契机，在学生中开展主题活动。

发生在我们身边的典型人物和事迹，也是我们进行主题活动的活教材。特别是一些德技双馨的名医专家的感人事迹，师生中涌现出来的好人好事，及时宣传，树立榜样，让学生们受到如何做人、做一个品德高尚的医学生的教育。

2. 探索新途径，变被动为主动

在主题活动的开展中要注意把学生的被动接受变为主动组织，发挥学生的自我主体作用。主题教育活动逐步以学生自主为中心，由学生自己设计、组织、主持、完善活动，既增强了学生主体意识，锻炼了学生的能力，也调动了学生的积极性。

主题活动形式多样，采用学生喜闻乐见的多种活动形式开展，能收到更大的效果。通过内容丰富、形式新颖、参与面广的主题活动，使医学生在参与活动过程中思想感情得到熏陶，精神生活得到充实，道德境界得到升华。可以采用知识竞赛、外出参观等生动活泼的形式，也可以采用讲座、座谈等形式。在爱国主义教育活动中，可以采用经典回放、红歌会等形式开展。

（三）占领网络思想政治教育新阵地

科学技术的发展已引领我们迈入了信息社会。网络作为继报刊、广播、电视之后的"第四媒介"，已广泛渗透到大学校园的各个角落，深入学生生活的方方面面。在新形势下依托网络开展医学生的思想政治和德育教育工作，具有传统形式不可替代的作用，是对传统形式的创新和补充。

网络因覆盖广泛、快捷高效、发展势头强劲，成为各种社会思潮、各种利益诉求的集散地，成为意识形态较量的重要战场，越来越深刻地影响着大学生的价值观念、文化情趣和行为方式。我们要全面加强校园网的建设，充分发挥医院及学校的网络，使网络成为弘扬主旋律、开展思想政治教育的重要手段。利用校园网为大学生学习、生活提供服务，对大学生进行教育和引导，不断拓展大学生思想政治教育的渠道和空间。要建设好融思想性、知识性、趣味性、服务性于一体的主题教育网站或网页，积极开展生动活泼的网络思想政治教育活动，形成网上、网下思想政治教育的合力。要密切关注网上动态，了解大学生思想状况，加强同大学生的沟通与交流，把网络办成沟通教师和学生之间联系的桥梁；办成学生交流思想，进行自我教育的园地；办成传播信息和知识，引导学生全面发展的舆论阵地。使学生教育的视野更宽，参与性更强，交流的跨度更广，做到内容充实，更新及时，宣传有力。同时要运用技术、行政和法律手段，加强网络的管理，严防各种有害信息在网上传播。加强网络思想政治教育队伍建设，形成网络思想政治教育工作体系，牢牢把握网络思想政治教育主动权。

医院的各个管理部门、相关的辅导员都要向学生公开自己的电子信箱、QQ、MSN等，及时与学生交流、谈心，做好思想政治工作，从而使网上的教育阵地成为广大学生不可缺少的精神家园。目前广泛采用的网上交流方式如下。

1. 电子邮件

电子邮件（electronic-mail），也称为 e-mail，它是用户或用户组之间通过计算机网络收发信息的服务，是非实时互动式远程教育的一种很实用的交流工具。

2. 聊天工具

聊天工具主要有以下两种形式：

（1）通过网站上提供的聊天室聊天。在聊天室中，信息的传播接近于面对面的人际传播，便于聊天者互动，互动主要使用文字、声音、视频等媒体。

（2）通过聊天软件工具聊天。目前即时通信的概念已经得到非常全面的扩展，人们利用即时通信软件所能做的远不止聊天这么简单，还可发送视频、文件共享等。比较常用的聊天软件工具有 QQ、MSN、微信等。

3. 电子公告板系统

电子公告板系统（bulletin board system，BBS）的使用非常方便，用户可以自由地访问，上传自己的观点、问题、建议或文章，也可以看到其他用户关于某个主题的最新看法，并发表评论。用户相互间回应很快，有时只需几分钟。由于 BBS 具有一定的公共效

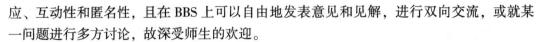
应、互动性和匿名性，且在 BBS 上可以自由地发表意见和见解，进行双向交流，或就某一问题进行多方讨论，故深受师生的欢迎。

4. 网络日志

网络日志（weblog，blog）是在网络上的一种流水记录形式。一个 blog 就是一个网页，它通常是由简短且经常更新的帖子所构成，这些帖子按照年份和日期排列。blog 的内容和目的有很大的不同，可以是对其他网站的超级链接和评论，也可以是原创的作品。由于沟通方式比电子邮件、讨论群组更简单和容易，blog 已成为越来越盛行的沟通工具。2004 年始，上海高校不少辅导员开始建立 blog，以日志和帖文的形式，在网上与学生交流，blog 已成为辅导员的"心灵家园"，学生们的"心灵鸡汤"。

5. 维客

维客，即 Wiki，是一种超文本系统。我们可以对维客文本进行浏览、创建、更改，并创建、更改、发布，同时维客系统还支持面向社群的协作式写作。维客的写作者自然构成了一个社群，维客系统为这个社群提供简单的交流工具。与其他超文本系统相比，维客有使用方便及开放的特点，可以帮助我们在一个社群内共享某领域的知识。

（四）开展深入细致的思想政治工作

思想政治教育既要教育人、引导人，又要关心人、帮助人，为大学生成长成才创造条件。人是千变万化、千差万别的，要做好人的工作一定要深入细致。针对医学生个体，结合不同情况，开展深入细致的思想政治工作是帮助医学生成长非常有效的工作方法。

1. 建立和加强学生档案管理

充分了解学生的情况是深入细致开展思想政治工作的基础。思想政治工作者要建立学生档案。学生这一群体，往往是橄榄形的，两头尖，中间大，特别要关注两头的学生。根据学业、经济情况、心理状况、就业情况建立学生档案及预警体系。

2. 开展针对性育人工作

结合学生情况，开展针对性的育人工作。

对于学业困难的学生，帮助其分析原因、制订学习计划，尽早提高学习成绩，特别在临床实习前要打好扎实的理论基础。还可以采取"一帮一，一对红"的互帮互助等形式，提高其学习成绩。

对于经济困难的学生，在鼓励学生树立自信、自尊、自爱、自强的同时，细化和实施学校的帮困助学体系，加强对经济困难医学生的资助工作，不断完善资助政策和措施，包括助学奖学金、勤工助学基金、特殊困难补助和学费减免等，为学生提供勤工助学岗位，给予助学贷款指导，把来自学校及社会的资助资金用到实处，帮助经济困难学生完成学业。

对于心理健康存在一定问题的医学生，要积极联系心理医师，寻找症结，对症下药，并要鼓励其勇敢面对，积极应对。

关心就业困难学生群体。帮助医学生树立正确的就业观念，引导毕业生到基层、到西部、到祖国最需要的地方建功立业。对于就业困难学生，提供个性化的就业指导和帮助，及时提供就业信息。

（五）充分发挥党团组织在大学生思想政治教育中的重要作用

1. 发挥党的政治优势和组织优势，开展思想政治教育工作

学生党建工作的宗旨是加强学生党支部的建设和党员的教育，充分发挥学生党组织的政治核心、战斗堡垒作用和党员的先锋模范作用，带动并影响全体医学生统一思想，树立正确的价值观和荣辱观，勤奋学习，勇于创新，为国家和社会多做贡献，从而造就一批具有共产主义理想、社会主义信念，热爱党、热爱祖国、热爱社会主义，具有优良的医学专业知识和高尚的道德情操的医学生。

学生党建工作的主要任务是积极做好发展学生党员工作，加大入党积极分子教育培养力度，注重早期培养，选送有突出表现的积极分子进党校学习，进行系统的党的知识教育和实践锻炼。严格联系人制度，规范发展程序，在党员发展上，坚持标准，保证质量，把优秀大学生吸纳到党的队伍中来。不断壮大学生党员队伍。认真抓好学生党员教育管理工作，对党员加强先进性教育，使他们严格要求自己，提高党性修养，自觉发挥先锋带头作用。加强学生党支部建设，认真落实学生党支部目标责任制，创新学生党支部活动方式，丰富活动内容，增强凝聚力和战斗力，使其成为开展思想政治教育的坚强堡垒。

2. 发挥共青团和学生组织作用，推进思想政治教育工作

共青团是党领导下的先进青年的群众组织，是党的助手和后备军。要充分发挥团在教育、团结和联系大学生方面的优势，组织开展丰富多彩的思想政治教育活动，为大学生的成长成才服务。要加强对优秀团员的培养，认真做好推荐优秀共青团员入党的工作。坚持党建带团建，把加强团的建设作为高等学校党建的重要任务。切实加强团的组织建设。

学生会是党领导下的大学生群众组织，是加强和改进大学生思想政治教育的重要依靠力量，也是大学生自我教育的组织者。学生会自觉接受党的领导，在共青团指导下，针对大学生特点，开展生动有效的思想政治教育活动，把广大学生紧密团结在党的周围，在大学生思想政治教育中更好地发挥桥梁和纽带作用。

3. 依托班级、社团等组织形式，开展大学生思想政治教育

班级是大学生的基本组织形式，是大学生自我教育、自我管理、自我服务的主要组织载体。要着力加强班级集体建设，组织开展丰富多彩的主题班会等活动，发挥团结学生、组织学生、教育学生的职能。要加强对大学生社团的领导和管理，帮助大学生社团选聘指导教师，支持和引导大学生社团自主开展活动。要高度重视大学生生活社区、学生公寓、网络虚拟群体等新型大学生组织的思想政治教育工作，选拔大学生骨干参与学生公寓、网络的教育管理，发挥大学生自身的积极性和主动性，增强教育效果。

（六）建立高素质的思想政治教育队伍

建立高素质的思想政治教育队伍是加强和提高大学生思想政治教育的组织保证。在开展思想政治教育工作中，要抓好专职辅导员队伍的建设，发挥他们的骨干力量；也要充分发挥全员育人的作用，把全员育人的理念贯彻到每位教师的心中。两手都要抓，两手都要硬。

1. 辅导员是大学生思想政治教育的主导力量

建设一支有政治信仰、有育人责任、有专业素养，并且结构合理的思想政治教育队伍，是做好学生思想政治教育的关键所在。辅导员是学生思想政治教育的骨干力量，按照党委的部署有针对性地开展思想政治教育活动，在思想、学习、择业和生活等方面指导学生。加强辅导员队伍建设非常重要，要把他们建成一支坚持以马克思主义为指导，理论功底扎实，勇于开拓创新，善于联系实际的思想政治教育工作队伍。要做好育人工作，成为大学生健康成长的指导者和引路人，辅导员必须要坚持正确的政治方向，加强思想道德修养，增强社会责任感，在事关政治原则、政治立场和政治方向的问题上与党中央保持高度一致。

2. 广大教职员工都负有对大学生进行思想政治教育的重要责任

医学生进入医院学习后，在临床学习中会接触到方方面面的人，有医生、护士、管理人员、后勤人员等，他们的言传身教会对医学生的成长、道德水平的形成产生潜移默化的影响，他们的一言一行在医学生思想政治教育中的作用和地位非常重要。身为教师的带教医生要提高师德和业务水平，爱岗敬业，教书育人，为人师表，以良好的思想政治素质和道德风范影响和教育医学生；病区中的护理工作者在日常的护理工作中，以患者为中心、关爱患者、服务患者的工作理念影响和教育医学生；医院的管理工作要体现育人导向，把严格日常管理与引导医学生遵纪守法、养成良好行为习惯结合起来；后勤服务人员要努力搞好后勤保障，为医学生办实事办好事，使医学生在优质服务中受到感染和教育。由此形成教书育人、管理育人、服务育人的良好氛围和工作格局。

第四节　思想政治和德育工作的评估

教育评估作为现代教育的一个组成部分，以系统的观点看待教育的结果，用定量和定性的形式提供信息反馈，通过检测学生的实际变化来证明教育方案和教育过程的有效性，从而促进教育方案的调整和修改。

思想政治和德育工作是教育的一个重要方面，它既要改造或消除学生身上已形成的不良品质，又要塑造或培养当前社会要求的新品质；既要重视自己的信息反馈和教育的管理功能，又要强调其促进学生思想道德发展的教育功能。因此，对德育的评估较之于一般的教育评估会有更多的特点和更大的难度，它的地位也日渐重要。

由于医学生今后从事的是治病救人的职业，故对医学生开展以爱心、关心、同情心、责任心等方面为内容的医德教育，使他们在以后的工作中能自觉地牢记"以患者为中心"，把自己的一生奉献给医疗事业，是医院开展思想政治和德育教育的主要目的。

一、思想政治和德育工作评估的概念

思想政治和德育工作的评估，是人们依据一定的评价标准，通过科学的方法和正确的途径，多方面搜集适当的事实性材料，对思想政治和德育工作及其效果作出判断的过程。其评估的对象是思想政治和德育工作的整个系统，包括过程及其结果等诸方面的评估，广义的德育全域、全程的评估和狭义的学生品德评估，等等。

21 世纪科学技术空前繁荣，极大地推动社会进步和生产力的发展，同时也极大地促进医疗卫生事业的发展。科技革命对医学生的素质，对高等医学教育提出了严峻的挑战。人们开始意识到高等医学教育培养的人才既要有"知识"，又要有"能力"，更要有使知识和能力得到充分发挥的"素质"。医务人员不仅在技术上要精益求精，对患者高度负责，更应该把职业道德和服务精神看得高于一切，把"一切为了病人"视为自己的神圣目标。要成为这样的医学人才，首先必须学会做人，要具备较高的思想政治素质。

二、思想政治和德育工作评估的对象

根据目前人们对德育概念的解释，我们可以从理论上把德育质量定义为德育工作在受教育者身上所形成的符合社会需要的各种素质及其实际效用的总和。素质的实际效用既体现在受教育者对自己思想行为的修养上，又体现在对社会和对他人的影响上；既体现在品德方面，又体现在对学习与身体等方面的改善上；既体现在精神方面，又体现在物质方面。从实践上来说，德育质量应包括工作质量与结果质量两个方面：工作质量的评价要以其正确性与有效性为标准，主要测评德育工作效率的高低，评估德育目的、方法与德育程序，主要是评价其科学程序和德育内容内化的程序；结果质量的评估，应以其社会效用性为标准，主要评价德育工作效果的大小，学生品德素质及班风的优劣程度。

目前的思想政治和德育工作评估一般采取德育工作过程评价与德育效果评价相结合的方式，构成一个统一的指标体系，力求得出一个切合实际的评价结论。

我国某大学德育工作评价的指标体系见表4-2。

表4-2 某大学德育工作评价的指标体系

思想政治和德育工作过程评价		思想政治和德育工作的效果评价	
德育决策过程	德育实施过程	学生个体思想品德	学生整体思想品德
德育目标	德育管理	认知	班风
德育方案	德育队伍	情感	情感
德育组织	德育课程	意志	
德育措施	德育措施	德育措施	
	德育环境	行为	
	实践活动		

三、思想政治和德育工作评估的目标

思想政治和德育工作的改革和发展不是封闭、静态的，必须面向世界、面向未来，面对 21 世纪的多种严峻挑战。思想政治和德育工作对学生的作用和影响也是渐进和延续的，通过教育，使学生规范其道德和行为，并形成指导其行为的价值观。从效果产生的角度来说，思想政治和德育工作评估的目标分为即效性工作目标和后效性工作目标。

（一）即效性工作目标

即效性工作目标是指大学思想政治和德育工作结束后，学生所掌握的既定的具体可直接测量的工作目标。这是大学思想政治和德育工作的最低要求，其内容包括是否增加了学生德的知识（道德知识、法律知识、政治知识等）、德的技能（道德技能、法律技能、审美技能等），是否形成了浅层次的道德能力结构（运用所学的德育知识和掌握的德育技能解决现实生活中浅显的与精神文明相关的价值问题）。

医学生思想政治和德育工作评估的即效性，多数在校内就可表现出来，如：知识面宽，基础扎实；人文素养高，心理素质好；有创新精神，勇于开拓进取；有威信，人际关系和谐；有集体观念，遵纪守法；是老师助手，工作能力强；为人真诚，生活俭朴；学习刻苦，名列前茅。

（二）后效性工作目标

后效性是指思想政治和德育工作过程结束后，学生自身精神文明水平的改变，形成了按照自己的价值信念、价值信仰、价值理想去持续、稳定地学习、生活和工作。其内容包括形成深层道德能力结构（运用所学的德育知识及掌握的德育技能来解决现实生活中的复杂价值问题，有运行这种能力结构的深层动力支撑系统）、确定价值信念、坚定价值信仰和积极主动实现价值理想。大学思想政治和德育工作的后效性主要是通过大学生在毕业后的生活、学习和工作的实践中体现出来的。

有关调查表明，医生应具备的素质依次为：医疗技术，医德医风；跟踪动态，接受新事物；创新精神，开拓进取；积极学习，善于学习；协作精神，人际关系；人文素养；心理素质。

医学研究和服务的对象是人，这是医务工作者职业的特殊性，决定了医务人员必须有严谨、认真的敬业精神；患者日益强烈地希望得到高质量、高水平的医疗服务，这就要求医务工作者具有精湛的医疗水平、严谨务实的医疗作风、高尚的品德修养。以上便是对医学生思想政治和德育工作提出的基本要求与其后效性的直接表现。

四、思想政治和德育工作评估体系构建的基本原则

（一）科学性原则

科学性指构建的测评指标体系要全面完整、层次分明、要求明确，能反映思想政治和德育工作的各个方面。不仅要测评大学生对思想政治品德理论知识的掌握情况，更要突出测评大学生对思想、政治、道德的情感、信念和行为等方面的发展情况。同时测评指标自身的概念的表达也要科学而严密，其量化和取值尽可能科学、合理，它所体现的要求要符合大学生德育水平及其发展规律，使测评结果有较强的权威性和可比性。

（二）导向性原则

所谓导向，就是指导大学生的品德朝着社会所期望的方向发展。评估体系中体现社会对大学生的要求，评价指标体系的评价内容和各项指标的权重赋值，以及评价结果的合理运用，对思想政治和德育工作会具有明显的导向作用。

（三）层次性原则

层次性指测评指标体系的创建要从实际出发，针对对象的不同层次来创建。对于学

生德育测评，要根据学生类型、不同年级和个体差异来进行创建。人的发展是有差异的，这种差异可以体现在年龄、知识、能力、性格、兴趣、行为表现等多方面。因此，我们研究创建的测评指标体系只有是多种层次的，才能准确地反映出被评对象的发展水平。

（四）实用性原则

实用性一方面是指测评指标体系要从大学生思想政治和德育工作的实际出发制定，各项指标都可以进行实际观察、测定或测评，便于高校操作实行，给出符合评价对象实际情况的评价、指标分值；另一方面是指测评指标体系的创建要与社会用人机制和社会需求接轨，为社会所接受。这样，可使测评指标体系既能满足大学生了解自身的思想、政治、品德素质状况，有目地地提高自身素质，适应个人未来职业设计的需要，同时也能满足社会对大学生素质的多层次、多维度的选拔需要。

五、思想政治和德育工作评价方法

思想政治和德育工作的评价，对评价对象有十分重要的导向效能，关系到"培养什么人"。以下以德育队伍中的辅导员工作评价和学生个体评价中的学生德育综合评价为例进行阐述。

（一）辅导员工作评价

辅导员队伍是加强和改进大学生思想组织保证，对辅导员的工作进行评估，坚持"一手抓评估，一手抓培养，以评估促培养"的基本思路，对辅导员进行高标准、严要求的评估，有利于促进学生思想政治工作的开展。

辅导员评估可以从多方位、多角度开展，从评估实施对象来分，分为自评、同事间评估、学生评估、上级分管领导评估；从评估方式来分，有问卷、抽样访谈、院系鉴定等。通过评估，辅导员充分感受到领导、同事和学生对自己的期望，发现自己工作中存在的不足和优点，有利于自己进一步明确今后工作的重点。

（二）学生德育综合测评

对学生开展德育综合测评，有利于学生充分发挥自我评价和自我教育管理的功能，正确地认识自我，客观、正确地评价自我。德育综合测评，就是把德育目标、德育内容以定性和定量的形式明确规定，细化大学生的思想行为准则。对于学生的德育综合测评的根本目的不是对学生的德性进行终极性的诊断、甄别与分类，而是注重个体在测评过程中的积极体验，强化自我意识，以调动测评对象的积极性，帮助学生树立信心，自觉趋近德育目标，促进学生更好地全面发展。有利于学生正确认识自己的优点和缺点，不断提高自我评价、自我教育能力，促使学生按照德育目标不断提高自身德育素质。

形势的发展不断地给学校的思想政治和德育工作提出许多新问题和新要求。我们必须进一步作出巨大努力，深入探索和揭示青年学生成长中带规律性的新特点，探索新思路、新方法，重视对实际问题的理论思考，加强德育研究，开拓适应新形势的思想政治和德育工作的新局面。

第五章

管理学与医院管理学

第一节 管理学概述

管理是人类社会活动的重要组成部分之一，是一切有组织的社会劳动必不可少的活动过程。解决有限资源与相互竞争的多种目标之间的矛盾是管理的基本任务，如何将有限的资源在相互竞争的多种目标之间合理分配，如何有效组织、控制和协调资源，这些都是管理者面对的重要问题。

一、管理的概念

从字面上讲，管理就是管辖和处理的意思。管理作为一个科学概念，到目前为止还没有一个统一的为大多数人所接受的定义。国内外专家学者由于研究管理时的出发点不同，他们对管理所下的定义也就不同，但都从某个侧面反映了管理的不同内涵。强调工作任务的人认为，管理是由一个或多个人来协调其他人的活动，以便收到个人单独活动所不能收到的效果。强调管理者个人领导艺术的人认为，管理就是领导，基于组织中的一切有目的的活动都是在不同层次的领导者的领导下进行的，组织活动是否有效，取决于这些领导者个人领导活动的有效性。强调决策作用的人认为，管理就是决策。

还有许多专家学者对管理下了很多定义。例如，哈罗德·孔茨在其《管理学》一书中指出，管理就是设计和保持一种良好环境，使人在群体里高效率地完成既定目标；斯蒂芬·P. 罗宾斯认为，管理是指同别人一起，或通过别人使活动完成得更有效的过程；丹尼尔·A. 雷恩认为，管理是指管理者为有效地达到组织目标，对组织资源和组织活动有意识、有组织、不断地进行的协调活动。

管理要解决的本质问题是有限资源与组织目标之间的矛盾。管理通常是指在特定环境下，通过计划、组织、控制、激励和领导等活动，协调人力、物力、财力和信息等资源，以期更好地实现组织目标的过程。这包含以下四层含义：①管理采取的措施是计划、组织、控制、激励和领导这五项基本活动，又称为管理的五大基本职能；②通过五项基本活动，对人、财、物、信息、时间等组织资源进行有效的协调与整合；③管理作为一种有目的的活动，必须为有效实现组织目标服务，以使整个组织活动更加富有成效，这也是管理活动的根本目的；④管理活动是在一定的环境中进行的，环境既给管理创造了一定的条件和机会，同时也对管理形成一定的约束和威胁，有效的管理必须充分考虑组织内外的特定条件。

管理具有必然性。管理是共同劳动的产物，在社会化大生产条件下得到强化和发展，广泛适用于社会的一切领域，已成为现代社会极为重要的社会功能。随着生产力的发展和人类社会的进步，资源与目标之间的矛盾越来越复杂，管理的重要性也更加突出，管理越来越成为经济社会发展的关键因素。当今世界，各国经济社会发展水平的高低很大程度上取决于其管理水平的高低。

管理具有两重性，一种是与生产力相联系的管理的自然属性，另一种是与生产关系相联系的管理的社会属性。管理的自然属性是指通过组织生产力、协作劳动，使生产过程联系为一个统一整体所必需的活动，并取决于生产力发展水平和劳动社会化程度。同时管理又是管理者维护和巩固生产关系，实现特定生产或业务活动目的的一种职能，这是管理的社会属性，取决于社会关系的性质和社会制度。

管理具有不确定性。影响管理效果的因素往往很多，而许多因素是无法完全预知的。其中最难以精确把握的就是人的因素，包括人的思想、个性和人际关系等，都是管理的主要对象，但同时又都是不确定和模糊的。类似这种无法预知的因素造成了管理结果的不确定性。

管理具有系统性。组织作为一个整体是由各要素的有机结合而构成的。在进行管理时，经常需要考虑各要素之间的关系，以及单个要素变化对其他要素和整个组织的影响，要以全局和联系的方式来思考和解决问题。

管理既是科学，又是艺术。管理是一门科学，它具有科学的特点，即客观性、实践性、理论系统性、真理性和发展性，管理的科学性在于其强调客观规律，研究对象和管理规律均客观存在。管理也是一门艺术，能够像艺术一样，熟练地运用知识并且通过巧妙的技能来达到某种效果，具有实践、创新、原则性和灵活性等特点。

二、管理学理论

管理的观念与实践已经存在了数千年，但管理形成一门学科只有百余的历史，以 19 世纪末 20 世纪初泰勒的科学管理理论的产生为标志，可简单划分为古典管理理论、中期管理理论和现代管理理论等阶段。

（一）古典管理理论

自从有了人类历史就有了管理，管理思想是随着生产力的发展而发展起来的。在古典管理理论出现之前，管理者完全凭自己的经验进行管理，没有管理规范与系统制度，称为经验管理或传统管理。在 19 世纪末至 20 世纪初，随着生产力的发展，管理理论开始创立与发展，以泰勒的科学管理和法约尔的一般管理为代表。

（1）科学管理理论。其创始人泰勒 1856 年出生在美国费城一个富裕家庭，主要代表著作有 1895 年的《计件工资制》、1903 年的《车间管理》和 1911 年的《科学管理原理》。《科学管理原理》奠定了科学管理理论的基础，标志着科学管理思想的正式形成，泰勒也因此被西方管理学界称为"科学管理之父"。泰勒的主要思想和贡献是：管理的中心问题是提高劳动生产率，工时研究与劳动方法的标准化，科学挑选与培训工人，实行差别计件工资制，管理职能与作业职能分离，强调科学管理的核心是"一场彻底的心理革命"。

（2）一般管理理论。在以泰勒为代表的一些人在美国倡导科学管理的时候，欧洲也出现了一些古典的管理理论及其代表人物，其中影响最大的要属法约尔及其一般管理理论。法约尔在1916年出版了《工业管理与一般管理》一书，提出了一般管理理论。他将企业的全部活动概括为技术性工作、商业性工作、财务性工作、会计性工作、安全性工作、管理性工作。法约尔的主要管理思想与贡献是：对企业经营活动的概括，最早提出管理的职能，系统地总结管理的一般原则，对等级制度与沟通的研究，重视管理者的素质与训练。

（二）中期管理理论

1. 人际关系理论

尽管泰勒的科学管理理论与法约尔的一般管理理论在20世纪初对提高企业的劳动生产率产生了很大作用，但是仅通过这两种理论和方法解决提高生产率的问题是有难度的。一个以专门研究人的因素来达到调动人的积极性的学派——人际关系学派应运而生，为以后的行为科学学派奠定了基础，也是由科学管理过渡到现代管理的跳板。该学派的代表人物是美国哈佛大学的心理学教授梅奥，代表作为《工业文明的人类问题》。人际关系理论是从著名的霍桑试验开始的，试验结果表明，生产率提高的原因不在于工作条件的变化，而在于人的因素；生产不仅受物理、生理因素的影响，更受社会环境、社会心理因素的影响。梅奥认为企业中的人首先是"社会人"，即人是社会动物，而不是早期科学管理理论所描述的"经济人"；生产效率主要取决于职工的工作态度和人们的相互关系；应重视"非正式组织"的存在与作用。

2. 系统组织理论

巴纳德1886年出生，1906年进入哈佛大学经济系学习，是对中期管理思想有卓越贡献的学者之一，是社会系统学派的创始人。该理论认为，社会的各个组织都是一个合作的系统，都是社会这个大协作系统的某个部分或方面；组织不论大小，其存在和发展都必须具备三个条件，即明确的目标、协作的意愿和良好的沟通；同时必须符合组织效力和组织效率这两个基本原则，组织效力是指组织实现其目标的能力或实现目标的程度，组织效率是指组织在实现其目标的过程中满足其成员个人目标的能力或程度。

（三）现代管理理论

现代管理理论产生与发展的时期为20世纪40年代末到70年代，这是管理思想最活跃、管理理论发展最快的时期，也是管理理论步入成熟的时期。第二次世界大战以后，世界政治趋于稳定，生产社会化程度日益提高，现代科学技术的发展日新月异，人们对管理理论普遍重视，出现许多新的管理理论和学说，并形成众多学派，称为"管理理论丛林"，其代表性学派如下：

（1）管理过程学派。该学派以亨利、厄威克、古利克、孔茨、奥唐奈等为代表。该学派认为，无论是什么性质的组织，管理人员的职能是共同的。法约尔认为管理有五种职能，包括计划、组织、人员配备、指挥和控制，它们构成一个完整的管理过程。管理职能具有普遍性，即各级管理人员都执行着管理职能，但侧重点不同。

（2）行为科学学派。该学派是在人际关系理论的基础上发展起来的，代表人物及代表作有：马斯洛及《激励与个人》，赫兹伯格及《工作的推动力》，麦格雷戈及《企业的人性方面》。该学派认为管理是经由他人达到组织目标，管理中最重要的因素是对人的管理，所以要研究如何调动人的积极性，并创造一种能使下级充分发挥力量的工作环境，在此基础上指导他们的工作。

（3）决策理论学派。该学派从社会系统学派发展而来，主要代表人物是曾获诺贝尔经济学奖的赫伯特·西蒙，其代表作为《管理决策新科学》。该学派认为，管理就是决策。管理活动全部过程都是决策的过程，管理是以决策为特征的；决策是管理人员的主要任务，管理人员应该集中研究决策问题。

除上述代表性学派外，现代管理科学理论还包括伯法的数理学派、伍德沃德的权变理论学派、德鲁克和戴尔的经验主义学派、卡斯特和卢森特的系统管理学派等。

20世纪80年代后，随着社会经济的迅速发展，特别是信息技术的发展与知识经济的出现，世界形势发生了极为深刻的变化。面对信息化、全球化、经济一体化等新的形势，管理出现了一些全新的发展，这些理论代表了管理理论的新趋势，包括企业文化、战略管理思想、企业流程再造、学习型组织和虚拟企业等。同时，现代管理也出现了战略化、信息化、人性化和弹性化等趋势。

第二节　医院管理学概述

一、医院管理及医院管理学的概念

（一）医院管理的概念

医院管理是指根据医院的环境和特点，运用现代管理理论和方法，通过计划、组织、控制、激励和领导等活动，使医院的人力、物力、财力、信息、时间等资源得到有效配置，以期更好地实现医院整体目标的过程。医院管理活动的目的是要在有限的医疗卫生资源条件下充分实现医院的最佳社会效益和经济效益，发挥医院的整体效能并创造出最大的健康效益。医院管理的主要任务是认真贯彻执行国家的卫生方针政策，增进医院发展活力，充分调动医院及医务人员的积极性，不断提高医院服务质量和效率，更好地为人民健康服务，为构建社会主义和谐社会服务。

（二）医院管理学的概念

医院管理学是运用现代管理科学的理论和方法，研究并阐明医院管理活动的规律及其影响因素的应用学科。医院管理学是管理学的一个分支和一个理论性、实践性、综合性较强的学科，既与医学科学相联系，又与其他社会科学及自然科学紧密相连，是医学和社会科学的交叉学科。医院管理学与管理学、组织行为学、社会学、公共政策学、经济学、卫生事业管理学、卫生经济学、卫生法学、卫生统计学、流行病学等许多学科有着十分密切的关系。

二、医院管理学的主要任务与研究对象

(一) 医院管理学的主要任务

医院管理学的目的是发现医院管理活动的客观规律，完善和发展医院管理科学理论，指导医院管理活动实践。医院管理研究的主要任务是研究医院系统的管理现象和运行规律，医院系统在社会系统中的地位、功能和制约条件，医院管理体制，监督、补偿、治理和运行等机制，医院内部组织领导、经营管理、质量控制，以及资金、人力、物流、信息等要素的组织协调等。

医院管理学是卫生政策与管理研究的重要领域，是研究医院管理现象及其发展规律的科学，综合运用政策学、经济学、管理学的原理和方法，研究影响医院发展的宏观管理体制、运行机制和提高医院内部管理水平、运营效率的理论和方法，其目的是要促进医院实现组织目标、提升医院工作的效率和效果。

(二) 医院管理学的研究对象

医院管理学的研究对象主要是医院涉及的要素、医院系统及各子系统的管理现象和规律，系统之间的关系、定位、作用和制约机制，医院运行的过程及影响其运行的内外环境，同时也要研究医院系统在社会大系统中的地位、作用和制约条件。

三、医院管理学的研究内容和学科体系

(一) 医院管理学的研究内容

医院管理学的研究内容主要包括：医院管理的基本理论和方法，与医院管理紧密相关的卫生发展战略与卫生政策、卫生服务体系、卫生资源及筹资体系等卫生管理内容，医院人力资源管理、质量管理、信息管理、财务管理、经营管理、后勤保障管理、绩效管理等内部运行管理内容。

也有将医院管理研究分为理论研究、宏观政策研究、服务体系研究、微观运行管理研究等内容。理论研究包括医院管理思想、管理原则、医院管理研究方法论、研究对象、学科体系、医院管理职能等。宏观政策研究包括运用系统论思想，研究医院在卫生体系中的地位、作用及运行规律，管理体制、运行机制、监管机制，以探索医院整体发展思路和战略目标等宏观战略研究；法律法规、政策、税收、支付等政策环境，群众卫生服务需要、需求等社会环境，经济环境，竞争环境等环境研究。服务体系研究包括医疗服务体系、区域医疗规划及资源配置、城乡医疗服务网、医院分级管理等。微观运行管理研究主要包括运用管理学基本理论，研究医院管理的各个环节，如领导、计划、决策、控制、效率（人员、设备的利用）、医院业务流程管理等，以及组织人事管理、经营管理、质量管理、财务管理、信息管理、后勤管理等。

(二) 医院管理学的学科体系

医院管理学的研究内容非常广泛，有必要对其学科体系进行划分，明确该学科的研

究对象、研究范畴及其之间的有机联系，促进医院管理学的学科建设和发展。关于医院管理学的学科体系目前国内外还没有形成完全一致的看法，有以医院科室和部门设置为基础进行分类的，如医疗科室管理、医技科室管理、护理管理、病案管理等；也有划分为业务管理、行政管理、经济管理等。这些分类方法概念不够清晰，难以形成理论体系。为了突出医院管理的理论性、整体性、层次性、实践性及实用性等特点，多数医院管理研究者将其分为综合理论和应用管理两大部分。

1. 综合理论部分

综合理论部分也称为医院管理学总论，主要研究医院管理的基本原理与医院概论等基本理论问题，包括医院管理学的概念、研究对象、学科体系与发展，医院管理职能和方法、医院管理的政策等。

医院概论主要从社会角度来研究医院这个特定系统的一般规律，主要包括医院的发展历史、定义和类型、性质、地位、工作特点、任务和功能、医院管理的方针政策、医院发展趋势、医疗法规等。

此外，还要研究医院体系的管理，包括医院管理体制、治理机制、补偿机制、运行机制和监管机制，医院服务体系的布局与发展规划、医院资源的筹集与使用（如医疗保障制度、医院支付方式改革等）、城乡医疗服务网建设和医院之间协作等。

2. 应用管理部分

应用管理部分也可以称为医院管理学各论，主要研究医院管理这个系统中既相互联系又有区别的各个要素及其之间的关系等。这些要素管理主要有组织及人力资源管理、质量管理（如医疗管理、技术管理、质量改进、安全管理）、信息管理、财务与经营管理（即经济管理）、科教管理、后勤管理（包括物资设备、后勤保障）等。由这些要素形成各个专业的管理，有些专业管理又可以分为若干子系统。

（1）组织管理。为了实现医院目标，将医院的人员群体按照一定的功能分工划分成相应的组织机构并有机结合，使其按一定的方式与规则进行活动的集合体。医院组织机构设置是医院进行各项活动的基本条件，医院组织管理也是整个医院管理的基础。

（2）人力资源管理。人力资源是任何组织中的第一资源，在医院中则更为重要。医院人力资源管理包括人员的录用、培养、使用等相关的体制和激励约束机制，人员的编配，职权的划分，医德医风建设，等等。

（3）质量管理。对医院活动全过程进行组织、计划、协调和控制，从而提高技术水平、医疗质量和技术经济效果，包括医疗服务的及时性、有效性、安全性，患者的满意度，医疗工作效率，医疗技术经济效果等内容，可以具体划分为医疗管理、技术管理、质量改进和安全管理。

（4）信息管理。信息处理、信息系统的建立和情报资料的管理，如医院统计、病案管理、资料管理等。它作为一项专业管理，贯穿在各项专业及其相互联系中。

（5）财务管理。进行经济核算和成本核算，降低医疗成本，避免浪费。管好用好资金，合理地组织收入和支出，以较少的财力和物力发挥较大的医疗技术经济效果，保证医疗业务的开展以及发展业务的需要。

（6）经营管理。从医院经济实体性的角度，将医院经济活动与医疗服务活动相结合，社会效益与经济效益相统一基础上的经济管理过程。医院经营主业是医疗业务，同时有科研、教学、预防保健服务、医药器材物品生产与加工，以及其他生产经营活动。

（7）科教管理。将现代管理学原理、方法应用于医院的科技活动及教学中，调动临床科技人员和医院有关部门的积极性，实现在科技活动中各要素的最佳组合并发挥最大效能。内容包括医院科研规划及实施管理、科研制度管理、科研人才管理、科研经费管理、临床医学、教育管理、住院医师规范化培训、继续医学教育管理等。

（8）后勤管理。围绕医院的中心任务，对医院的能源供给、环境卫生、保养维修、车辆调度、生活服务、药品器材、医疗设备等进行计划、组织、协调和控制，以保障医院工作的顺利进行，可以划分为总务保障管理、物资管理和设备管理。

医院管理系统各部分可以有各自的目标，但医院作为一个整体系统有一个总的目标，医院各个子系统的运行和各项专业的管理都必须围绕医院总体目标的实现而进行。医院各项专业管理各有特点，但又密切联系，在实际管理工作中相互交叉、难以分割。不同历史时期，医院管理学研究的内容也各有侧重。在新的形势下，"以人为本"的服务观与"以患者为中心"的医疗观已成为医院管理研究的主旋律。如何完善医疗服务体系，改革医院管理体制及治理、运行、补偿和监管机制，转变医院发展模式，加强医院内部管理，减轻患者负担等已经成为当前医院管理研究的重要内容。而关于医院质量管理、医院经营管理、医学科技与教育、职业道德建设、医院管理理论等的研究，则是医院管理学研究的长久课题。

四、医院管理学的研究方法

目前我国医院管理正处于从经验管理向科学管理的转变之中，医院管理实践中产生许多新的问题，迫切需要从医院管理学学科发展的角度进一步研究。这就必然需要了解医院管理学的一般研究方法，它属于方法论中一般科学方法论和具体科学方法论的范畴。医院管理学是一门交叉学科，其研究方法多为借鉴管理学、社会学、经济学和医学等学科的理论和方法，结合医院管理的特点和规律，研究解决医院管理中的问题。主要方法可以分为定性研究和定量研究。

（一）定性研究方法

定性研究方法是社会学常用的一种探索性研究方法，多运用在关于事物性质的研究。通常是根据研究者的认识和经验确定研究对象是否具有某种性质或某一现象变化的过程及原因。定性研究方法主要是通过特定的技术或方式获得人们的一些主观性信息，对特定问题的研究具有相当深度，通常是定量研究的先前步骤。下面介绍常用的定性研究方法。

1. 观察法

观察法是社会学研究的最基本方法之一，它不同于日常生活中的一般观察，而是一种有意识的系统行为。定性观察法是指在自然状态下对研究对象的行为和谈话进行系统、详细的观察，并记录其一言一行。

2. 访谈法

访谈法是指研究者在一定的规则下，按照事先确定的目的和内容，面对面地询问被访者并通过与其交谈获取有关信息的方法。可以分为非结构式访谈、半结构式访谈和结构式访谈，通常与观察法结合使用。

3. 专题小组讨论法

专题小组讨论法也称为焦点小组讨论法，是由一个经过训练的主持人以一种无结构的自然形式召集一小组同类人员（通常不超过 12 人），在主持人协调下对某一研究专题展开讨论，从而获得对讨论问题的深入了解的一种定性研究方法。该方法常用于收集目标人群中较深层次的信息，定性了解人们对某问题的看法和建议等。经常作为定量调查的补充。

4. 选题小组讨论法

选题小组讨论法是一种程序化的小组讨论方法，召集 6 ～ 10 人来讨论某个特定问题的有关方面及原因，并对其进行收集判断，以确定优先方案，该方法既提供了表达个性和权威的机会，也照顾到了大多数人的意见，常用于社会需求评估。

5. 文献分析方法

文献分析方法是通过查阅有关文献资料或记录，在较短时间内尽快了解某个研究问题相关情况的一种方法，是开展各种研究通常必不可少的一种重要方法。

6. 德尔菲法

德尔菲法是一种预测和决策的方法，通过匿名方式，让专家独立地针对一个问题进行思考，并采用信函方式与研究者建立信息联系。研究者对信函信息汇总整理并将主要结果反馈给各位专家，供专家再次分析判断，反复多次后，专家意见趋于一致。该方法通常用于预测领域，也可广泛应用于各种评价指标体系的建立和具体指标的确定过程。

7. 新发展的研究方法

新发展的研究方法主要有头脑风暴法、SWOT 分析法、利益相关者分析法、情景分析法等。

（二）定量研究方法

定量研究方法是指运用概率论及统计学原理对社会现象的数量特征、数量关系及变化等方面的关系进行研究，并能用定量数据表示结论的一种研究方法。该方法使人们对社会现象的认识趋向精确化，与定性研究相结合以进一步准确把握事物发展的内在规律。

常用的方法有系统分析法、预测分析法、投入产出分析法、统计分析法和层次分析法等。

第三节 医院管理学的方法论与基本原则

一、医院管理学的方法论

方法论是指认识世界和改造世界的一般方法，在不同层次上有哲学方法论、一般科学方法论、具体科学方法论之分。关于认识世界、改造世界、探索实现主观世界与客观世界相一致的最一般的方法理论是哲学方法论；研究各门学科，带有一定普遍意义，适用于许多有关领域的方法理论是一般科学方法论；研究某一具体学科，涉及某一具体领域的方法理论是具体科学方法论。三者是互相依存、互相影响、互相补充的对立统一关系。哲学方法论在一定意义上带有决定性作用，它是各门科学方法论的概括和总结，是最为普遍的方法论，对一般科学方法论和具体科学方法论有着指导意义。

每一门学科都有其方法论，也就是总的指导思想和原则。研究我国医院管理，必须从我国的国情和医院发展的实际出发，掌握有关社会科学、现代管理科学和医学科学等知识，并以此为基础，运用一般科学研究的基本方法，如定性调查的方法、统计和实验等定量的方法、综合分析的方法等。同时要研究现代管理科学在医院管理中的应用，紧密结合国情和实际，借鉴国外一切先进的科学管理理论和经验。重视我国医院管理的实践经验，全面理解医院作为社会事业重要组成部分的性质，坚持社会效益第一的原则和促进人民健康的根本宗旨，合理运用医院管理的相关理论和方法。

二、医院管理学的基本原则

医院管理学作为一门科学，其发展既要遵循哲学层面的普遍客观规律，也要遵循管理科学的一般规律，还要紧密结合本学科领域的特点。医院管理学的发展应坚持以下六个原则。

（一）遵循医院管理客观规律

马克思主义认为，规律是事物、现象或过程之间的必然关系。规律具有本质性的内部联系，也是现象间的必然关系，是现象中的普遍东西。管理作为一门科学，存在不以人们意志为转移的客观规律。医院管理者的责任就是要正确认识并把握医院管理的客观规律，运用科学管理方法，使医院良好运行并实现其发展目标。切忌主观随意、脱离客观实际。

（二）坚持发展的观点

一切客观事物都处在不断运动、发展、变化之中，因此医院管理必须与不断发展变化着的客观实际相适应。医院管理的对象是发展、运动着的，新情况、新问题不断出现，发展观点强调管理上的动态性、灵活性和创造性。要始终坚持发展的观点，改革创新，切不可满足现状，墨守成规，停滞不前，思想僵化。

（三）坚持系统的观点

所谓系统，一般是指由相互作用和相互依赖的若干组成部分相结合而成为具有特定功能的有机整体，任何系统都不是孤立的，它总是处在各个层次的系统之中，它在内部和外部都要进行物质、能量、信息的交换。所谓系统的观点，就是把所研究的事物看作一个系统。医院正是这样一个系统，因此研究医院管理必须坚持将医院作为一个整体系统加以研究。医院作为一个系统，由人员、设备、物资、经费、信息等要素组成，并按功能划分为若干子系统及更小的子系统，形成层次结构。

（四）坚持"以人为本"的理念

人是一个系统中最主要、最活跃的要素，也是一切活动的最重要资源。重视人的因素，调动人的积极性，已成为现代管理的一条重要观点。传统管理以管理事务为主体，现代管理则发展到以人为主体的管理，即只有充分调动人的积极性、主动性、创造性，才能实现管理的目标。在医院系统中，服务提供者是医院员工，服务对象是患者，这就要求在医院管理中既要充分调动医院员工的积极性、主动性和创造性，又要切实尊重患者，服务患者，真正做到"以人为本"。

（五）遵循医疗行业特点

医疗行业作为一个服务行业，有其显著特点。医院是一个劳动、知识和资金密集型兼有的组织，对生产诸要素中劳动力素质的依赖更为明显；医疗服务具有明确的区域性、连续性、协调性和可记性等特点，且调节供需矛盾的方法少、效果差、难度大、周期长；医疗服务的产出直接依赖消费者的协作，医疗服务消费者严重依赖提供者；由于医疗服务的需求弹性较小，医疗服务的价格和服务的效用、意愿之间的关系并不紧密。医院提供的服务是直接面对消费者的即时性供给，具有明显的不确定性、专业性、垄断性和不可替代性，同时责任重大，客观上要求无误和完整，还有部分福利性的特点。医疗服务的需求者具有明确的目的性，即以较少的花费治愈疾病，但其寻求服务的过程则是盲目的、被动的和不确定的。医疗服务要求公益性和公平性，其表现往往为第三方付费。

医疗服务具有其他服务性行业难以比拟的复杂性需要医院管理者认真研究。

（六）坚持一切从实际出发

医院管理研究在我国还是一门新兴学科，其理论体系、研究方法还很不完善，大多是直接学习和借鉴其他学科的理论和方法，尚未形成独立的学科体系。在这样一个阶段，我们必须加强医院管理理论的研究，要认真总结我国医院改革发展的经验和教训，紧密结合医药卫生体制改革的实际，坚持理论研究与医院实践相结合。在研究方法上，坚持定性与定量研究相结合，针对研究问题，采取适宜研究方法。在推进医院改革发展中，坚持借鉴国际经验与开拓创新相结合，既要从中国国情出发、坚持走中国特色的创新之路，又要学习借鉴国际的先进经验，尽量避免走弯路。

第四节　医院管理的职能

职能是指人、机构或事物应有的作用。管理职能是管理系统功能的体现，是管理系统运行过程的表现形式。管理者的管理行为主要表现为管理职能，每个管理者工作时都在执行这些职能中的一个或几个。医院管理的职能主要是管理职能在医院工作实践中的运用，通常包括计划职能、组织职能、控制与协调职能、激励职能、领导职能等。

一、计划职能

计划是管理的首要职能。计划是对未来方案的一种说明，包括目标、实现目标的方法与途径、实现目标的时间、由谁完成目标等内容，是管理工作中必不可少的重要内容。计划贯穿于整个管理工作中，具有如下特点：①目的性，即计划工作为目标服务；②第一性，管理过程中的其他职能都只有在计划工作确定了目标后才能进行；③普遍性，计划工作在各级管理人员的工作中是普遍存在的；④效率性，计划要讲究经济效益；⑤重要性，计划是管理者指挥的依据，进行控制的基础。

计划工作也是医院管理的首要职能，主要包括确定医院目标、实现目标的途径和方法等，而目标又可分为医院的整体目标和部门的分目标。计划按照所涉及的时间分类，可以分为长期计划、中期计划和短期计划。长期计划是战略性计划，它规定医院在较长时期的目标，是对医院发展具有长期指导意义的计划；短期计划通常是指年度计划，它是根据中长期计划规定的目标和当前的实际情况，对计划年度的各项活动所作出的总体安排。中期计划介于长期计划和短期计划之间，是指今后一段时间内，医院的发展步调、重点任务等。

计划按照内容来分，可分为整体计划和部门计划。整体计划是对整个医院都具有指导意义的计划，如医院总体发展规划。部门计划是医院科室和部门的工作计划，如医疗计划、药品计划、财务计划、人员调配计划、物资供应计划、设备购置计划、基建维修计划等。

计划工作是一种特定的管理行为，是医院各级管理者所要完成的一项劳动，是一种预测未来、设计目标、决定政策、选择方案的连续程序。在制订计划和确定目标时，要进行调查研究和预测，并在此分析比较的基础上，做出最优的选择。

二、组织职能

组织是为达到某些特定目标，经由分工和合作及不同层次的权利和责任制度而构成的人的集合。实现计划目标，要建立有效的、连续性的工作系统。这个系统包括体制、机构的建立和设置，工作人员的选择和配备，规定职务、权限和责任，建立工作制度和规范，同时建立有效的指挥系统，使单位的工作有机地组织起来，协调地发展。组织有以下基本含义：目标是组织存在的前提，组织是实现目标的工具，分工合作是组织运转并发挥效率的基本手段，组织必须具有不同层次的权利和责任制度，组织这一工作系统必须是协调的。

医院组织是指为了实现医院目标，以一定的机构形式，将编制的人员群体进行有机的组合，并按一定的方式与规则进行活动的集合体。医院组织是组成医院的基本机构，是医院进行各项活动的基本条件，也是整个医院管理的基础。医院组织设置的原则主要考虑以下五点：①管理宽度原则，一个领导者有效指挥下属的人数是有限的；②统一指挥原则，一个人只能接受一个上级的命令和指挥；③责权一致原则，赋予责任的同时，必须赋予相应的权力；④分工协作原则，按照不同专业和性质进行合理分工，各部门也要协调和配合；⑤机构精简原则，保证机构正常运转情况下配置少而精的管理人员。

医院组织机构的设置，要从医院的工作性质和任务规模出发，适应自身的职能需要。为了实现医院的共同目标，需要建立有效的、连续性的工作系统，而组织工作就是建立这个系统所采取的行动过程。医院组织工作的一般程序为确定医院目标、设置组织结构、合理配置资源、授予相应权责利、协调沟通各方关系等。

三、控制与协调职能

控制是指组织在动态变化过程中，为确保实现既定的目标而进行的检查、监督、纠偏等管理活动。控制就是检查工作是否按既定的计划、标准和方法进行，若有偏差，则要分析原因，发出指示，并做出改进，以确保组织目标的实现。它既是一次管理循环过程的重点，又是新一轮管理循环活动的起点。按照控制活动的性质分，可分为预防性控制、更正性控制；按照控制点的位置分，可以分为预先控制、过程控制、事后控制；按照信息的性质分，可以分为反馈控制、前馈控制；按照采用的手段分，可以分为直接控制、间接控制。

医院不论是惯性运作还是各项工作计划的执行，都必须在有控制的条件下进行。医院内的控制通常可以分为三种。一是事前控制，又称为前馈控制，是指通过情况观察、规律掌握、信息收集整理、趋势预测等活动，正确预计未来可能出现的问题，在其发生之前采取措施进行防范，将可能发生的偏差消除在萌芽状态，如制定实施各种规章制度，开展医疗安全、药品安全、预防医院感染等活动。二是过程控制，又称为事中控制，是指在某项经济活动或者工作过程中，管理者在现场对正在进行的活动或者行为给予指导、监督，以保证活动和行为按照规定的程序和要求进行，如诊疗过程、护理过程等。三是事后控制，又称为后馈控制，是指将实行计划的结果与预定计划目标相比较，找出偏差，并分析产生偏差的原因，采取纠正措施，以保证下一周期管理活动的良性循环，如医疗事故处理等。

医院进行控制的方式主要为利用医院信息系统进行各类绩效考核等。控制，是一种有目的的主动行为。医院的各级管理人员都有控制的职责，不仅对自己的工作负责，而且必须对医院整体计划和目标的实现负责。控制工作离不开信息的反馈，在现代化医院中建立医院信息系统将会成为管理者进行控制工作，并保证管理工作沿着医院的目标前进的一种重要手段。

协调就是使组织的一切工作都能和谐地配合，并有利于组织取得成功。协调就是正确处理组织内外各种关系，为组织正常运转创造良好的条件和环境，促进组织目标的实现，包括组织内部的协调、组织与外部环境的协调、对冲突的协调等。协调也可以说是实现控制的一种重要手段，与控制相比有更好的管理弹性。

四、激励职能

激励是指人类活动的一种内心状态，它具有加强和激发动机，推动并引导行为使之朝向预定目标的作用。激励有助于激发和调动职工的积极性，这种状态可以促使职工的智力和体力能量充分地释放出来，产生一系列积极的行为；有助于将职工的个人目标与组织目标统一起来，使职工把个人目标统一于组织的整体目标，激发职工为完成工作任务做出贡献，从而促使个人目标与组织目标的共同实现；有助于增强组织的凝聚力，促进内部各组成部分的协调统一。

医院管理者要对职工进行培训和教育，充分激励职工的积极性、创造性，不断提高业务水平，更好地实现目标。正确的激励应遵循以下原则：①目标结合的原则，将医院组织目标与个人目标较好的结合,使个人目标的实现离不开实现组织目标所做的努力;②物质激励与精神激励相结合的原则,既要做好工资、奖金等基本物质保障的外在激励,也要做好满足职工自尊心和自我实现的内在发展激励;③正负激励相结合的原则,即运用好奖励和惩罚两种手段进行激励约束。

目前医院激励职工的手段与方法包括:①物质激励,在物质激励中,突出的是职工的工资和奖金,通过金钱的激励作用满足职工的最基本需要。②职工参与管理,参与管理是指在不同程度上让职工和下级参与组织决策和各级管理工作的研究和讨论,能使职工体验到自己的利益同组织利益密切相关而产生责任感。职工代表大会是目前医院职工参与管理的主要形式之一。③工作成就感,使工作具有挑战性和富有意义,满足职工成就感的内在需求,也是激励的一种有效方法。④医院文化建设,通过建设富有特色的医院文化,增强职工的凝聚力和归属感,从精神上激励职工增强自尊和责任感。

五、领导职能

领导是在一定的社会组织或群体内,为实现组织预定目标,领导者运用法定权力和自身影响力影响被领导者的行为,并将其导向组织目标的过程。领导的基本职责,是为一定的社会组织或团体确立目标、制定战略、进行决策、编制规划和组织实施等。

领导职能是领导者依据客观需要开展一切必要的领导活动的职责和功能,医院领导的基本职能包括规划、决策、组织、协调和控制等。有效的领导工作对于确保医院高效运行并实现其目标至关重要。在医院经营管理活动的各个方面都贯穿着一系列的领导和决策活动,例如,办院方针、工作规划、质量控制、人事安排、干部培训、财务预算、设备更新等。从我国医院管理现状来看,领导者在现代医院管理中的作用越来越大,地位也越来越重要。领导的本质是妥善处理好各种人际关系,其目的是形成以主要领导者为核心、团结一致为实现医院发展目标而共同奋斗的一股合力。

我国医院的领导体制也在不断变化之中。自1991年以来,我国公立医院的领导体制多实行院长负责制,也有少部分为党委领导下的院长负责制;而在一些股份制医院、民营医院、合资医院则有不少实行的是董事会领导下的院长负责制。院长负责制是目前我国医院领导体制的主体形式,在该体制下医院院长对医院行政、业务工作全权负责,党委行使保证监督的职能,职工通过职工代表大会参与医院的民主管理与民主监督。公立医院院长受政府或其下属机构委托全权管理医院,对行政、业务工作全面负责,统一领导。当前,新一轮的医药卫生体制改革正在全面深化过程中,我国医院的领导和管理体制也必将会随之发生相应的改变。

第六章

医政管理与医疗服务监管

第一节　医政管理与医疗服务监管概述

一、医政管理与医疗服务监管的基本概念

医政管理是指政府卫生行政部门依照法律法规及有关规定对医疗机构、医疗技术人员、医疗服务及其相关领域实施行政准入并进行管理活动的过程；医疗服务监管是指政府卫生行政部门制定医疗机构、医疗服务、医疗质量监督管理的绩效考核评价体系并对医疗机构医疗服务实施监督管理的过程。

医政管理与医疗服务监管的行政主体是政府各级卫生行政部门，医政管理与医疗服务监管密切相关，2013 年国家卫生和计划生育委员会将原卫生部的医政司和医管司合并组成医政医管司，相应各省、市、自治区卫生厅（局）设医政医管处，各市（地）卫生局设医政科，各县（旗）、县级市、市辖区卫生局设医政股（科）。

医政管理与医疗服务监管的实质就是医疗卫生工作的政务管理，以下统称为医政管理。与医院管理不同，医政管理是政府卫生行政机关对医疗卫生机构和医疗服务的管理，体现国家政策、法律和公共政策的强制性，属于公共行政管理。而医院管理是应用现代管理手段，使医院的人力、物力、财力等资源得到有效配置，达到医疗服务的最佳社会效益与经济效益，属于经营管理和公共事业管理。

二、医政管理的内容、对象和任务

医政管理内容主要体现在以下四个方面：对各级各类医疗机构的管理和评价，对各类医疗卫生人员的管理，对各项医疗工作的管理，对与医疗相关的各种卫生组织及其活动的行政管理。

医政管理对象是为社会提供医疗预防保健服务的各级各类医疗机构、采供血机构及其从业人员和执业活动。

医政管理任务是为广大人民群众提供质量优良、价格合理的医疗预防保健服务。

三、医政管理的职能范围

政府各级卫生行政部门行使医政管理的职能，主要包括：

（1）拟订医疗机构、医疗技术应用、医疗质量、医疗安全、医疗服务、采供血机构管理等有关政策规范、标准并组织实施。

（2）拟订医务人员执业标准和服务规范并组织实施。

（3）指导医院药事、临床实验室管理等工作，参与药品、医疗器械临床试验管理工作。

（4）拟订医疗机构和医疗服务全行业管理办法并监督实施，监督指导医疗机构评审评价，建立医疗机构医疗质量评价和监督体系，组织开展医疗质量、安全、服务监督和评价等工作。

（5）拟订公立医院运行监管、绩效评价和考核制度，建立健全以公益性为核心的公立医院监督制度，承担推进公立医院管理体制改革工作。

（6）其他相关医疗政务的综合管理。

第二节　卫生行业许可和准入管理

一、医疗机构准入管理

1994年2月，国务院颁布《医疗机构管理条例》（以下简称《条例》），同年8月，卫生部（现国家卫生健康委员会）根据《条例》制定了《医疗机构管理条例实施细则》（以下简称《细则》），9月发布《医疗机构设置规划》及《医疗机构基本标准（试行）》，严格医疗机构准入管理。2006年11月和2008年7月先后对《细则》做了部分修订。依据《条例》和《细则》的规定，医疗机构是指经登记取得《医疗机构执业许可证》的机构。

（一）医疗机构的类别

医疗机构包括以下13类：

（1）综合医院、中医医院、中西医结合医院、民族医医院、专科医院、康复医院。

（2）妇幼保健院。

（3）社区卫生服务中心、社区卫生服务站。

（4）中心卫生院、乡（镇）卫生院、街道卫生院。

（5）疗养院。

（6）综合门诊部、专科门诊部、中医门诊部、中西医结合门诊部、民族医门诊部。

（7）诊所、中医诊所、民族医诊所、卫生所、医务室、卫生保健所、卫生站。

（8）村卫生室（所）。

（9）急救中心、急救站。

（10）临床检验中心。

（11）专科疾病防治院、专科疾病防治所、专科疾病防治站。

（12）护理院、护理站。

（13）其他诊疗机构。

（二）医疗机构设置规划

依据《医疗机构设置规划》，医疗机构的设置以千人口床位数（千人口中医床位数）、千人口医师数（千人口中医师数）等主要指标为依据进行宏观调控，遵循公平性、整体效益、可及性、分级、公有制主导、中西医并重等主要原则建立以下医疗服务体系框架：

（1）按三级医疗预防保健网和分级医疗的要求，一级、二级、三级医院的设置应层次清楚、结构合理、功能明确，建立适合我国国情的分级医疗和双向转诊体系总体框架，以利于发挥整体功能。

（2）大力发展中间性医疗服务和设施（包括医院内康复医学科、社区康复、家庭病床、护理站、护理院、老年病和慢性病医疗机构等），充分发挥基层医疗机构的作用，合理分流患者，以促进急性病医院（或院内急性病部）的发展。

（3）建立健全急救医疗服务体系。急救医疗服务体系应由急救中心、急救站和医院急诊科（室）组成，合理布局，缩短服务半径，形成急救服务网络。

（4）其他医疗机构纳入三级医疗网与三级网密切配合、协调。

（5）建立中医、中西医结合、民族医医疗机构服务体系。

根据以上设置规划要求，单位或者个人申请设置医疗机构，应当提交设置申请书、设置可行性研究报告、选址报告和建筑设计平面图。县级以上地方人民政府卫生行政部门根据医疗机构设置规划，自受理设置申请之日起 30 天内，做出批准或者不批准的书面答复；批准设置的，发给设置医疗机构批准书。

（三）医疗机构的登记

1. 医疗机构执业登记

医疗机构执业，必须进行登记，领取医疗机构执业许可证（以下简称许可证）。申请医疗机构执业登记，应当具备下列条件：

（1）有设置医疗机构批准书。

（2）符合医疗机构的基本标准。

（3）有适合的名称、组织机构和场所。

（4）有与其开展的业务相适应的经费、设施、设备和专业卫生技术人员。

（5）有相应的规章制度。

（6）能够独立承担民事责任。

申请医疗机构执业登记须填写医疗机构申请执业登记注册书，并向登记机关提交下列材料：

（1）设置医疗机构批准书或者设置医疗机构备案回执。

（2）医疗机构用房产权证明或者使用证明。

（3）医疗机构建筑设计平面图。

（4）验资证明、资产评估报告。

（5）医疗机构规章制度。

（6）医疗机构法定代表人或者主要负责人及各科室负责人名录和有关资格证书、执业证书复印件。

（7）省、自治区、直辖市卫生行政部门规定提交的其他材料。

申请门诊部、诊所、卫生所、医务室、卫生保健所和卫生站登记的，还应当提交附设药房（柜）的药品种类清单、卫生技术人员名录及其有关资格证书、执业证书复印件，以及省、自治区、直辖市卫生行政部门规定提交的其他材料。

县级以上地方人民政府卫生行政部门自受理执业登记申请之日起 45 天内进行审核。审核合格的，予以登记，发放许可证。

2. 医疗机构校验

床位不满 100 张的医疗机构，其许可证每年校验 1 次；床位在 100 张以上的医疗机构，其许可证每 3 年校验 1 次。医疗机构应当于校验期满前 3 个月向登记机关申请办理校验手续。逾期不校验仍从事诊疗活动的，由县级以上人民政府卫生行政部门责令其限期补办校验手续；拒不校验的，吊销其《许可证》。具体校验手续参见 2009 年 6 月卫生部颁发的《医疗机构校验管理办法（试行）》。

3. 医疗机构变更及注销登记

医疗机构改变名称、场所、主要负责人、诊疗科目、床位的，必须向原登记机关办理变更登记。医疗机构歇业，必须向原登记机关办理注销登记；医疗机构非因改建、扩建、迁建原因停业超过 1 年的，视为歇业。经登记机关核准后，收缴许可证。

4. 医疗机构评审

根据《条例》规定，国家实行医疗机构评审制度，由专家组成的评审委员会按照医疗机构评审办法和评审标准，对医疗机构的执业活动、医疗服务质量等进行综合评价。1989 年 11 月卫生部印发《有关实施医院分级管理的通知》和《综合医院分级管理标准（试行草案）》，1995 年发布《医疗机构评审办法》，初步规范了我国医院评审工作实施行为。1998 年 8 月，卫生部印发《卫生部关于医院评审工作的通知》，暂停医院评审工作，第一周期医院评审工作结束。新医改方案中明确要求探索建立医院评审评价制度，2011 年 9 月卫生部发布《医院评审暂行办法》（以下简称《办法》）。医院评审是指医院按照《办法》要求，根据医疗机构基本标准和医院评审标准，开展自我评价，持续改进医院工作，并接受卫生行政部门对其规划级别的功能任务完成情况进行评价，以确定医院等级的过程。《办法》规定新建医院在取得许可证，执业满 3 年后方可申请首次评审。医院评审周期为 4 年。医院在等级证书有效期满前 3 个月可以向有评审权的卫生行政部门提出评审申请，提交以下材料：

（1）医院评审申请书。

（2）医院自评报告。

（3）评审周期内接受卫生行政部门及其他有关部门检查、指导结果及整改情况。

（4）评审周期内各年度出院患者病案首页信息及其他反映医疗质量安全、医院效率及诊疗水平等的数据信息。

（5）省级卫生行政部门规定提交的其他材料。

5. 医疗机构工商登记

医疗机构的工商登记是一种经营资格的行政许可。2000 年 9 月卫生部、财政部、国家计委联合发布《关于城镇医疗机构分类管理的实施意见》，医疗机构进行设置审批、登记注册和校验时，卫生行政部门会同有关部门根据医疗机构投资来源、经营性质等有关分类界定的规定予以核定，在执业登记中注明"非营利性"或"营利性"。营利性医疗机构是指医疗服务所得收益可用于投资者经济回报的医疗机构。取得许可证的营利性医疗机构，按有关法律法规还需到工商行政管理、税务等有关部门办理相关登记手续。

（四）医疗机构审批管理

为进一步规范和加强医疗机构审批管理，2008年7月发布《卫生部关于医疗机构审批管理的若干规定》，内容有：严格医疗机构设置审批管理，规范医疗机构登记管理，规范医疗机构审批程序，加强医疗机构档案和信息化管理，严肃查处违规审批医疗机构的行为。各级卫生行政部门根据管理规定严格医疗机构等医疗服务要素的准入审批，切实加强对医疗机构执业活动的日常监管。

二、医疗卫生专业技术人员准入管理

医疗卫生专业技术人员是指受过高等或中等医疗卫生教育或培训，掌握医疗专业知识，经卫生行政部门审查合格，从事医疗、预防、药剂、医技、卫生技术管理等专业的专业技术人员。国家卫生行政主管部门对每一种卫生专业技术人员都从执业角度做了规定，这里主要介绍医师和护士的准入管理。

（一）医师准入管理

医师是指取得执业（助理）医师资格，经注册在医疗、预防、保健机构（包括计划生育技术服务机构）中执业的专业医务人员。我国医师类别有临床医师、中医师、口腔医师、公共卫生医师。每类医师又分为执业医师和执业助理医师两个级别。

1998年6月中华人民共和国第九届全国人民代表大会常务委员会通过《中华人民共和国执业医师法》，配套文件有1999年《医师资格考试暂行办法》《医师执业注册暂行办法》，2000年《医师资格考试报名资格暂行规定》《医师资格考试考务管理暂行规定》，2003年《乡村医师从业管理条例》，2006年《传统医学师承和确有专长人员医师资格考核考试办法》及《医师资格考试报名资格规定（2006版）》。

国家实行医师资格考试制度，考试方式分为实践技能考试和医学综合笔试。考试成绩合格的，授予执业医师资格或执业助理医师资格，由省级卫生行政部门颁发统一印制的医师资格证书。

国家实行医师执业注册制度，取得医师资格证书后，向卫生行政部门申请注册。经注册取得医师执业证书后，方可按照注册的执业地点、执业类别、执业范围，从事相应的医疗、预防、保健活动。获得执业（助理）医师资格后2年内未注册者，申请注册时，还应提交在省级以上卫生行政部门指定的机构接受3～6个月的培训并经考核合格的证明。

已注册执业的医师需要定期考核，2007年7月卫生部发布《医师定期考核管理办法》，2010年发布《关于进一步做好医师定期考核管理工作的通知》。医师定期考核每2年为一个周期，考核包括业务水平测评、工作成绩和职业道德评定。卫生行政部门将考核结果记入医师执业证书的"执业记录"栏，并录入医师执业注册信息库。对考核不合格的医师，卫生行政部门可以责令其暂停执业活动3～6个月，并接受培训和继续医学教育；暂停执业活动期满，由考核机构再次进行考核。

另外，对于外国及港澳台医师行医也有相应的执业注册规定。1992 年卫生部发布《外国医师来华短期行医暂行管理办法》规定外国医师来华短期行医必须向卫生行政部门申请注册，审核合格者发放外国医师短期行医许可证，有效期不超过 1 年。2009 年发布《台湾地区医师在大陆短期行医管理规定》《香港、澳门特别行政区医师在内地短期行医管理规定》，规定港澳台医师在内地从事不超过 3 年的短期行医，应进行执业注册，取得《港澳医师短期行医执业证书》或《台湾医师短期行医执业证书》，执业类别可以为临床、中医、口腔三个类别之一。

（二）护士准入管理

护士是指按照相关法律规定取得中华人民共和国护士执业证书并经注册在医疗、预防、保健机构（包括计划生育技术服务机构）中从事护理工作的护理专业技术人员。

1993 年 3 月卫生部发布的《中华人民共和国护士管理办法》对护士的考试、注册、执业等做了具体规定，建立了我国的护士执业资格考试制度和护士执业许可制度。2008 年 1 月中华人民共和国国务院发布《护士条例》，同年 5 月卫生部发布《护士执业注册管理办法》，2010 年 7 月卫生部、人力资源社会保障部联合发布《护士执业资格考试办法》。

国家护士执业资格考试原则上每年举行一次，包括专业实务和实践能力两个科目。考试一次性通过两个科目为考试成绩合格，考试成绩合格者才可申请护士执业注册。

护士执业，应当经执业注册取得护士执业证书。护士执业注册申请，应当自通过护士执业资格考试之日起 3 年内提出；逾期提出申请的，还应当在符合卫生主管部门规定条件的医疗卫生机构接受 3 个月临床护理培训并考核合格。护士执业注册有效期为 5 年，应在有效期届满前 30 天，向原注册部门申请延续注册。

三、医疗技术应用准入管理及手术分级管理

（一）医疗技术应用准入管理

医疗技术，是指医疗机构及其医务人员以诊断和治疗疾病为目的，对疾病做出判断和消除疾病、缓解病情、减轻痛苦、改善功能、延长生命、帮助患者恢复健康而采取的诊断、治疗措施。2009 年 3 月卫生部发布《医疗技术临床应用管理办法》，明确了国家建立医疗技术临床应用准入和管理制度，对医疗技术实行分类、分级管理。

医疗技术分为三类。第一类医疗技术是指安全性、有效性确切，医疗机构通过常规管理在临床应用中能确保其安全性、有效性的技术。第二类医疗技术是指安全性、有效性确切，涉及一定伦理问题或者风险较高，卫生行政部门应当加以控制管理的医疗技术。第三类医疗技术是指具有下列情形之一，需要卫生行政部门加以严格控制管理的医疗技术：涉及重大伦理问题，高风险，安全性、有效性尚需经规范的临床试验研究进一步验证，需要使用稀缺资源，国家卫生健康委员会规定的其他需要特殊管理的医疗技术。

国家卫生健康委员会负责第三类医疗技术的临床应用管理工作，省级卫生行政部门负责第二类医疗技术临床应用管理工作，第一类医疗技术临床应用由医疗机构根据功能、任务、技术能力实施严格管理。

医疗机构开展通过临床应用能力技术审核的医疗技术，经相应的卫生行政部门审定后 30 天内到核发其医疗机构执业许可证的卫生行政部门办理诊疗科目项下的医疗技术登记。经登记后方可在临床应用。

（二）手术分级管理

　　为加强医疗机构手术分级管理，规范医疗机构手术行为，2012 年 8 月卫生部发布《医疗机构手术分级管理办法（试行）》（以下简称《办法》）。《办法》中手术是指医疗机构及其医务人员使用手术器械在人体局部进行操作，以去除病变组织、修复损伤、移植组织或器官、植入医疗器械、缓解病痛、改善机体功能或形态等为目的的诊断或者治疗措施。医疗机构应当开展与其级别和诊疗科目相适应的手术，根据风险性和难易程度不同，手术分为四级：一级手术是指风险较低、过程简单、技术难度低的手术，二级手术是指有一定风险、过程复杂程度一般、有一定技术难度的手术，三级手术是指风险较高、过程较复杂、难度较大的手术，四级手术是指风险高、过程复杂、难度大的手术。

　　《办法》规定医疗机构按照《医疗技术临床应用管理办法》规定，获得第二类、第三类医疗技术临床应用资格后，方可开展相应手术。

　　《办法》还规定三级医院重点开展三、四级手术；二级医院重点开展二、三级手术；一级医院、乡镇卫生院可以开展一、二级手术，重点开展一级手术。社区卫生服务中心、社区卫生服务站、卫生保健所、门诊部（口腔科除外）、诊所（口腔科除外）、卫生所（室）、医务室等其他医疗机构，除为挽救患者生命而实施的急救性外科止血、小伤口处置或其他省级卫生行政部门有明确规定的项目外，原则上不得开展手术。遇有急危重症患者确需行急诊手术以挽救生命时，医疗机构可以越级开展手术，并做好以下工作：

　　（1）维护患者合法权益，履行知情同意的相关程序。

　　（2）请上级医院进行急会诊。

　　（3）手术结束后 24 小时内，向核发其《医疗机构执业许可证》的卫生行政部门备案。

四、大型医疗设备配置准入管理

　　大型医用设备是指在医疗卫生工作中所应用的具有高技术水平、大型、精密、贵重的仪器设备。1995 年 7 月卫生部发布《大型医用设备配置与应用管理暂行办法》，配套有《卫生部关于 X 射线计算机体层摄影装置 CT 等大型医用设备配置与应用管理实施细则》。2004 年 12 月卫生部、国家发展改革委和财政部联合发布《大型医用设备配置与使用管理办法》，规定大型医用设备规划配置，并向社会公布；实行大型医用设备配置专家评审制度，组织专家开展大型医用设备规划配置评审；大型医用设备上岗人员要接受岗位培训，取得相应的上岗资质。大型医用设备管理品目分为甲、乙两类，甲类由国务院卫生行政部门管理，乙类由省级卫生行政部门管理。医疗机构获得大型医用设备配置许可证后，方可购置大型医用设备。

　　另外，对于首次从境外引进或国内研发制造，经药品监督管理部门注册，单台（套）市场售价在 500 万元人民币以上，但尚未列入国家大型医用设备管理品目的医学装备，2013 年卫生部又制定了《新型大型医用设备配置管理规定》，规定新型大型医用设备应当经过配置评估后，方可进入医疗机构使用；新型大型医用设备配置试用期为设备安装调试完成后 1 年；配置试用评估期间，停止受理配置申请，配置评估结束后制订并公布大型医用设备配置规划。

第三节 医疗质量管理与控制

一、医疗质量管理概述

狭义的医疗质量，主要是指医疗服务的及时性、有效性和安全性，又称为诊疗质量；广义的医疗质量，不仅涵盖诊疗质量的内容，还强调患者的满意度、医疗工作效率、医疗技术经济效果，以及医疗的连续性和系统性，又称为医疗服务质量。

（一）医疗质量管理主要内容

医疗质量管理包括的主要内容有：诊断是否正确、及时、全面，治疗是否及时、有效、彻底，诊疗时间的长短，有无因医、护、技和管理措施不当给患者带来不必要的痛苦、损害、感染和差错事故，医疗工作效率的高低，医疗技术使用的合理程度，医疗资源的利用效率及其经济效益，患者生存质量的测量，患者的满意度，等等。

（二）医疗质量管理的特点

1. 敏感性

由于医疗质量管理是以事后检查为主要手段的管理方法，所以医务人员容易产生回避与抵触情绪；患者因为缺乏医疗服务知识，盲目担心医院诊治不周，引起不必要的纠纷，亦会对此产生敏感情绪。

2. 复杂性

不同病种、病情及医疗技术本身的复杂性给质量分析判定及管理造成难度，提示医疗质量管理需要高度的科学性和严谨性。

3. 自主性

医疗服务的对象是人，不同于一般产品，标准化程度、控制程度有限，医疗人员的主观能动性、自主的质量意识和水平难以统一。

（三）医疗质量管理基本原则

（1）患者至上，质量第一，费用合理的原则。

（2）预防为主，不断提高质量的原则。

（3）系统管理的原则，强调过程、全部门和全员的质量管理。

（4）标准化和数据化的原则。

（5）科学性与实用性相统一的原则。

（四）医疗质量评价

对医疗质量评价可以从以下方面进行。

1. 安全性

医疗服务安全是第一要素。只有建立在安全基础上的医疗服务，患者才有可能进行医疗服务消费。

2. 有效性

患者到医疗服务机构就医，是由于需要解决病痛，医疗机构应当最大限度地提供有效的医疗服务，使患者的病痛得到缓解或解除。

3. 价廉性

能得到同样效果的医疗服务，以价廉者为质优。

4. 便捷性

医疗服务机构应当以最快捷的方式向患者提供服务，方便患者。患者有常见疾病能就近诊疗，急救能得到及时处置，方便和快捷要统一。

5. 效益性

就医疗服务机构而言，效益表现在经济效益和社会效益两个方面。若投入与产出成正比，则该项服务有效益，有可持续性。

6. 舒适性

患者不仅自己的问题得到较好的解决，同时在整个就医过程中感觉很舒适，在精神上有满足感、价值感。

7. 忠诚性

患者通过就医过程的感受，对该医疗服务机构提供的医疗服务质量深信不疑，且乐于向周围群众做正面的宣传，更好地树立该医疗机构的形象。

前四项是一般的质量要求，应当达到；如果某项医疗服务不仅达到了前四项要求，还达到了后三项要求，那么该医疗服务质量可判定为优质。

二、医疗质量管理方法

（一）全面质量管理

全面质量管理就是以质量为中心，以全员参与为基础，使顾客满意和本组织所有成员及社会受益的管理。

1. 全面质量管理的特点

（1）全面性。质量的含义不仅包括产品和服务质量，还包括技术功能、价格、时间性等方面的特征，具有全面性。全面质量管理是全过程的质量管理，全员参与的质量管理，管理方法具有多样化的特点。

（2）服务性。服务性就是顾客至上，"以患者为中心"，把患者的要求看作质量的最高标准。

（3）预防性。认真贯彻预防为主的原则，重视产品（服务）设计，在设计上加以改进，消除隐患。对生产过程进行控制，尽量把不合格品（医疗差错、事故隐患）消灭在它的形成过程中。事后检验也很重要，可以起到把关的作用，同时把检验信息反馈到有关部门可以起到预防的作用。

（4）科学性。运用各种统计方法和工具进行分析，用事实和数据反映质量问题，在强调数据化原则时，也不忽视质量中的非定量因素，综合运用定性和定量手段，准确判断质量水平。

2. 全面质量管理的过程

全面质量管理采用一套科学的办事程序，即 PDCA 循环法，该法分为四个阶段。

（1）第一个阶段称为计划阶段，又称为 P 阶段（plan）。这个阶段的主要内容是通过市场调查、用户访问等，摸清用户对产品质量的要求，确定质量政策、质量目标和质量计划等。具体包括分析现状，找出存在的质量问题；分析产生质量问题的各种原因或影响因素；找出影响质量的主要因素；针对影响质量的主要因素，提出计划，制定措施。

（2）第二个阶段为执行阶段，又称为 D 阶段（do）。这个阶段是实施 P 阶段所规定的内容，如根据质量标准进行产品设计、试制、试验，还包括计划执行前的人员培训。

（3）第三个阶段为检查阶段，又称为 C 阶段（check），这个阶段主要是在计划执行过程中或执行之后，检查执行情况，是否符合计划的预期结果。

（4）第四个阶段为处理阶段，又称为 A 阶段（action）。这个阶段主要是根据检查结果，采取相应的措施，成功的经验加以肯定，并予以标准化，或制定作业指导书，便于以后工作时遵循。对于没有解决的问题，应提到下一个 PDCA 循环中去解决。

在应用 PDCA 时，需要收集和整理大量的资料并进行系统分析。最常用的七种统计方法是排列图、因果图、直方图、分层法、相关图、控制图及统计分析表。

（二）ISO 9000 族标准

ISO 9000 族标准是国际标准化组织质量管理和质量保证技术委员会于 1987 年首次发布的关于质量管理和质量保证的系列标准，并定期修订再版。

1. ISO 9000 族标准质量管理原则

（1）顾客第一。组织依存于顾客，因此，组织应当理解顾客当前和未来的需求，满足顾客要求并争取超越顾客期望。

（2）领导作用。领导者确立组织统一的宗旨及方向，他们应当创造并保持使员工能充分参与实现组织目标的内部环境。

（3）员工参与。各级人员都是组织之本，只有他们的充分参与，才能使他们的才干为组织带来效益。

（4）过程方法。将活动和相关的资源作为过程进行管理，可以更高效地得到期望的结果。

（5）管理的系统性。将相互关联的过程作为系统加以识别、理解和管理、有助于组织提高实现目标的有效性和效率。

（6）持续改进。改进是指为改善产品质量及提高过程的有效性和效率所开展的活动。当改进是渐进的且是一种循环的活动时，就是持续改进。

（7）以事实为决策的依据。有效决策是建立在数据和信息分析的基础上的。

（8）供方互利原则。组织与供方是相互依存的，互利的关系可增强双方创造价值的能力。

2. ISO 9000 族标准构成

ISO 9000 族标准包括四个核心标准及其他支持性标准和文件。四个核心标准包括 ISO 9000《质量管理体系——基础和术语》、ISO 9001《质量管理体系——要求》、ISO 9004《质量管理体系——业绩改进指南》、ISO 19011《质量和（或）环境管理体系审核指南》；支持性标准和文件有包括 ISO 10012《测量控制系统》、ISO/TR 10006《质量管理——项目管理质量指南》、ISO/TR 10007《质量管理——技术状态管理指南》、ISO/TR 10013《质量管理体系文件指南》、ISO/TR 10014《质量经济性管理指南》、ISO/TR 10015《质量管理——培训指南》等。

3. ISO 9000 族标准在卫生服务质量管理中的应用特点

（1）组织结构及服务过程的特点。不同级别卫生服务机构的组织结构不同，要求质量管理接口严密和一体化管理，并根据不同的卫生服务过程分别策划、分解和编制控制程序。

（2）顾客的特点。顾客是患者，质量管理体系应考虑患者的特殊性，包括医疗需求的特殊性、医患关系的特殊性和满意度监测的特殊性等。

（3）服务及服务实现的特点。主要表现在策划的多层次，以及实现过程的个体化、多样化和过程控制的复杂性，体现了卫生工作较高的专业化要求。

（4）"合同评审"的特殊性。卫生服务机构"合同评审"的特点是多元化、多次性，以及法律证据获得的严肃性，如病历、诊断证明书、知情同意书等。

（5）预防措施的特点。质量管理体系的预防措施标准除了一般过程中的预防措施要求，还必须分别建立感染预防措施标准和风险防范预案。

（6）安全控制的特殊重要性。不安全的卫生服务危及人的健康和生命，是医疗服务的客观存在，也是质量管理首先要控制的问题。

（三）循证医学

循证医学即遵循证据的医学，包括慎重、准确、合理地使用当今最有效的临床依据，对患者采取正确的医疗措施；也包括利用对患者的随诊结果对医疗服务质量和医疗措施的投入效益进行评估。

1. 循证医学的证据质量分级

循证医学的证据质量分级有以下划分方法：

（1）美国预防医学工作组的分级方法。Ⅰ级证据，来自至少一个设计良好的随机对照临床试验中获得的证据。Ⅱ-1级证据，来自设计良好的非随机对照试验中获得的证据。Ⅱ-2级证据，来自设计良好的队列研究或病例对照研究（最好是多中心研究）的证据。Ⅱ-3级证据，来自多个带有或不带有干预的时间序列研究得出的证据。非对照试验中得出的差异极为明显的结果有时也可作为这一等级的证据。Ⅲ级证据，来自临床经验、描述性研究或专家委员会报告的权威意见。

（2）英国的国家医疗保健服务部的分级体系。A级证据，具有一致性的、在不同群体中得到验证的随机对照临床研究、队列研究、全或无结论式研究、临床决策规则。B级证据，具有一致性的回顾性队列研究、前瞻性队列研究、生态性研究、结果研究、病例对照研究，或是 A 级证据的外推得出的结论。C 级证据，病例序列研究或 B 级证据外推得出的结论。D 级证据，没有关键性评价的专家意见，或是基于基础医学研究得出的证据。

总的来说，指导临床决策的证据质量是由临床数据的质量以及这些数据的临床导向性综合确定的。尽管上述证据分级系统之间有差异，但其目的相同，就是使临床研究信息的应用者明确哪些研究更有可能是最有效的。

2. 循证医学的方法

（1）系统评价。系统评价基本过程是以某一具体卫生问题为基础，系统全面地收集全球所有已发表和未发表的研究结果，采用临床流行病学文献评价的原则和方法，筛选出符合质量标准的文献，进一步定性或定量合成，得出综合可靠的结论，并随着新的研究结果的出现及时更新。

（2）Meta 分析。Meta 分析是一种统计方法，用来比较和综合针对同一科学问题所取得的研究成果。Meta 分析实质上就是汇总相同研究目的的多个研究结果，并分析评价其合并效应量的一系列过程。

3. 循证医学在卫生服务质量管理中的应用

循证医学在卫生服务质量管理中的应用包括对影响卫生服务质量要素的管理和质量评价标准的循证制定，目前主要集中在质量要素的管理中，如循证诊断、循证治疗、循证护理、药品和技术设备的循证管理、循证预防、循证预后估计等。

（四）JCI 标准

JCI 是国际医疗卫生机构认证联合委员会用于对美国以外的医疗机构进行认证的附属机构。JCI 认证是一个严谨的体系，其理念是最大限度地实现可达到的标准，以患者为中心，建立相应的政策、制度和流程以鼓励持续不断的质量改进并符合当地的文化和病人医疗服务的需求。JCI 标准涵盖 368 个标准（其中 200 个核心标准，168 个非核心标准），每个标准之下又包含几个衡量要素，共有 1 033 小项。JCI 标准具有以下特点：

（1）广泛的国际性。

（2）标准的基本理念是基于持续改善患者安全和医疗质量。

（3）编排以患者为中心，围绕医疗机构为患者提供服务的功能进行组织，评审过程收集整个机构在遵守标准方面的信息，评审结论则是基于在整个机构中发现的对标准的总体遵守程度。

（4）评审过程的设计能够适应所在国的法律、文化或宗教等因素。

（5）现场评审工作对日常医疗工作干扰小。

（6）以患者为中心的评审过程，采用追踪法进行检查，具体体现在评审过程，更加关注患者在医疗机构的经历。

（五）卫生服务质量差异分析法

服务质量的差异分析可以帮助管理人员发现质量问题产生的原因，以便采取相应的措施，缩小或消除这些差异，使服务的质量符合顾客的期望，提高服务满意度。服务质量主要有以下差异：①管理人员对顾客期望的理解存在差异；②管理人员确定的质量标准与管理人员对顾客期望的理解之间存在差异；③管理人员确定的服务质量标准与服务人员实际提供的服务质量之间存在差异；④服务人员实际提供的服务与机构宣传的服务质量之间存在差异；⑤顾客感知的服务质量或实际经历的质量与期望质量不同。

（六）其他质量管理方法和工具

质量管理方法还有分类法（分层法）、排列图法、因果分析图法、相关图法、控制图法、六西格玛管理、决策程序图法等。

三、医疗质量控制体系

在"质量控制"这一短语中，"质量"一词并不具有绝对意义上的"最好"的一般含义，质量是指"最适合于一定顾客的要求"；"控制"一词表示一种管理手段，包括四个步骤，即制定质量标准，评价标准的执行情况，偏离标准时采取纠正措施，安排改善标准的计划。

（一）三级质量控制

医疗质量控制分为三级质量控制。

1. 基础质量控制（前馈控制）

基础质量控制指满足医疗工作要求的各要素所进行的质量控制，包括人员、技术、设备、物资和信息等方面，以素质教育、管理制度、岗位职责的落实为重点。

2. 环节质量控制（实时控制）

环节质量控制指对各环节的具体工作实践所进行的质量控制，是全员管理，以病例为单元，以诊疗规范、技术常规的执行为重点。

3. 终末质量控制（反馈控制）

终末质量控制主要参考各种评审、评价指南及标准，以数据为依据综合评价医疗终末效果的优劣，以质量控制指标的统计分析及质量缺陷整改为重点。

（二）医疗质量控制办法

1. 质控网络

卫生行政部门逐步建立和完善适合我国国情的医疗质量管理与控制体系。国家卫生健康委员会负责制定医疗质量控制中心管理办法，并负责指导全国医疗质量管理与控制工作；各级卫生行政部门负责对医疗质量控制中心的建设和管理，建立区域质控网络，并根据法律、法规、规章、诊疗技术规范、指南，制定本行政区域质控程序和标准；医院设置专门质控机构，建立和完善院科两级医疗质量控制体系。

2. 质量考评

卫生行政部门及医疗机构自身定期和不定期进行质量考评。考评结果与机构、科室、个人利益挂钩。

3. 单病种质量控制与临床路径管理

确立控制病种，统一控制指标，建立考评制度。2009年12月卫生部发布《临床路径管理试点工作方案》，临床路径管理体系已在全国推广实践。

4. 行政督查

各级卫生行政部门列入常规性工作计划，并按照医疗机构分级管理权限组织实施。经常性检查和突击检查相结合，指导医疗机构进行医疗质量管理，保证医疗质量和安全。

5. 行政处罚

对医疗机构质量方面存在的问题，依据有关法规进行行政处罚，树立正确的医疗质量观，依法保护医患双方的合法权益。

6. 质量评价

充分应用同行评价、质量认证、医院评审、绩效评估等手段，对医疗机构的服务质量进行评价，以促进医疗质量的提高。

7. 社会公示

将医疗机构的质量指标评价结果与费用公示于众，接受群众监督，正确引导医疗消费，以达到提高医疗质量的目的。

第四节　医疗安全管理

一、医疗安全

医疗安全是指在医疗服务过程中，通过管理手段，规范各项规章制度，提高医务人员的责任感，保证患者的人身安全不因医疗失误或过失而受到伤害，即不发生因医疗失误或过失导致患者死亡、残疾及身体组织、生理和心理健康等方面受损的不安全事件，同时避免因发生事故和医源性医疗纠纷而使医疗机构及当事人承受风险，包括经济风险、法律责任风险及人身伤害风险等。

为切实保障医疗安全，国家制定了各种管理规范，如《医疗机构消防安全管理》《医疗机构基础设施消防安全规范》《医疗器械临床使用安全管理规范（试行）》《食品安全风险监测管理规定》《国家食品安全事故应急预案》《消毒产品卫生安全评价规定》《医院感染管理办法》《手术安全核查制度》《医疗机构临床用血管理办法》《抗菌药物临床应用管理办法》《处方管理办法》等。

二、医疗纠纷

医疗纠纷是指医患双方对诊疗结果及其原因产生分歧的纠纷，纠纷的主体是医患双方，分歧的焦点是对医疗后果（主要是不良后果）产生的原因、性质和危害性的认识差距。

（一）医疗纠纷的原因

医疗纠纷的原因有医方原因和患方原因。

1. 医方原因

（1）医疗事故引起的纠纷。医院为了回避矛盾，对医疗事故不做实事求是的处理而引起。

（2）医疗差错引起的纠纷。常由患者和医生对是否是医疗事故的意见不同而引起。

（3）服务态度引起的纠纷。多由患方认为医务人员的服务态度不好而引起，特别当患者出现严重不良后果时，患方易将之与服务态度联系起来而发生纠纷。

（4）不良行为引起的纠纷。由医务人员索要红包、开"人情"方等不良行为而引起。

2. 患方原因

（1）缺乏基本的医学知识。

（2）对医院规章制度不理解。

（3）极少数患方企图通过医闹来达到谋利目的。

（二）医疗纠纷的解决

医疗纠纷可以通过一定程序进行处理。医疗机构首先和患者及家属进行协商解决，自行协商解决不成，可以通过调解来解决。

1. 行政调解

由卫生行政部门出面召集纠纷双方，在自愿基础上协调双方的立场和要求，最终解决纠纷。

2. 律师调解

聘请律师，由律师进行调解。

3. 仲裁调解

由地位居中的民间组织依照一定的规则对纠纷进行处理并做出裁决。

4. 诉讼调解

向人民法院起诉。

三、医疗事故

（一）医疗事故的概念

根据2002年4月颁布的《医疗事故处理条例》，医疗事故是指医疗机构及其医务人员在医疗活动中，违反医疗卫生管理法律、行政法规、部门规章和诊疗护理规范、常规，过失造成患者人身损害的事故。认定医疗事故必须具备下列五个条件：

（1）医疗事故的行为人必须是经过考核和卫生行政机关批准或承认，取得相应资格的各级各类卫生技术人员。

（2）医疗事故的行为人必须有诊疗护理工作中的过失。

（3）发生在诊疗护理工作中（包括为此服务的后勤和管理工作）。

（4）造成患者人身损害。

（5）危害行为和危害结果之间，必须有直接的因果关系。

（二）医疗事故的等级

根据对患者人身造成的损害程度，医疗事故分为四级。一级医疗事故，造成患者死亡、重度残疾的。二级医疗事故，造成患者中度残疾、器官组织损伤导致严重功能障碍的。三级医疗事故，造成患者轻度残疾、器官组织损伤导致一般功能障碍的。四级医疗事故，造成患者明显人身损害的其他后果的。

为了更科学地划分医疗事故等级，2009年9月卫生部发布《医疗事故分级标准（试行）》，列举了医疗事故中常见的造成患者人身损害的后果，该标准中医疗事故一级乙等至三级戊等对应伤残等级一至十级。

（三）医疗事故的处置

医疗机构应当设置医疗服务质量监控部门或者配备专（兼）职人员，具体负责监督本医疗机构的医务人员的医疗服务工作。医疗机构应当制订防范、处理医疗事故的预案，预防医疗事故的发生，减轻医疗事故的损害。医务人员在医疗活动中发生或者发现医疗事故、可能引起医疗事故的医疗过失行为或者发生医疗事故争议的，立即向所在科室负责人报告，科室负责人向本医疗机构负责医疗服务质量监控的部门或者专（兼）职人员报告；负责医疗服务质量监控的部门或者专（兼）职人员接到报告后，立即进行调查、核实，将有关情况如实向本医疗机构的负责人报告，并向患者通报、解释。发生医疗事故的医疗机构应当按照规定向所在地卫生行政部门报告。

发生或者发现医疗过失行为，医疗机构及其医务人员应当立即采取有效措施，避免或者减轻对患者身体健康的损害，防止损害扩大。发生医疗事故争议时，病历资料应当在医患双方在场的情况下封存和启封；疑似由输液、输血、注射、药物等引起不良后果的，医患双方应当共同对现场实物进行封存和启封，需要对血液进行封存保留的，医疗机构应当通知提供该血液的采供血机构派员到场，封存的病历及现场实物由医疗机构保管。需要检验的，应当由双方共同指定的、依法具有检验资格的检验机构进行检验；双方无法共同指定时，由卫生行政部门指定。患者死亡，医患双方当事人不能确定死因或者对死因有异议的，应当进行尸检，尸检应当经死者近亲属同意并签字，尸检应当由按照国家有关规定取得相应资格的机构和病理解剖专业技术人员进行。

（四）医疗事故的技术鉴定

医疗事故技术鉴定由双方当事人共同委托负责医疗事故技术鉴定工作的医学会组织鉴定。地（市）级医学会负责组织首次医疗事故技术鉴定工作；省（自治区、直辖市）地方医学会负责组织再次鉴定工作；必要时，中华医学会可以组织疑难、复杂并在全国有重大影响的医疗事故争议的技术鉴定工作。

各级医学会建立专家库，专家库由具备良好业务素质和执业品德，受聘于医疗卫生机构或者医学教学、科研机构并担任相应专业高级技术职务3年以上的医疗卫生专业技术人员或具备高级技术任职资格的法医组成。参加医疗事故技术鉴定的相关专业的专家，由医患双方在医学会主持下从专家库中随机抽取，涉及死因、伤残等级鉴定的，应当从专家库中随机抽取法医参加专家鉴定组。双方当事人提交进行医疗事故技术鉴定所需的材料、书面陈述及答辩，专家鉴定组认真审查，综合分析患者的病情和个体差异，做出鉴定结论，并制作医疗事故技术鉴定书。

（五）医疗事故的行政处理与赔偿

卫生行政部门依据医疗事故技术鉴定结论，对发生医疗事故的医疗机构和医务人员做出行政处理以及进行医疗事故赔偿调解。医疗事故赔偿计算包括医疗费、误工费、住院伙食补助费、陪护费、残疾生活补助费、残疾用具费等项目，并考虑医疗事故等级、医疗过失行为在医疗事故损害后果中的责任程度因素、医疗事故损害后果与患者原有疾病状况之间的关系等因素确定具体赔偿数额。经调解，双方当事人就赔偿数额达成协议的，制作调解书，双方当事人履行。医疗机构发生医疗事故的，由卫生行政部门根据医疗事故等级和情节，给予警告；情节严重的，责令限期停业整顿直至由原发证部门吊销执业许可证。对负有责任的医务人员依照刑法关于医疗事故罪的规定，依法追究刑事责任；尚不够刑事处罚的，依法给予行政处分或者纪律处分，并可以责令暂停6个月以上1年以下执业活动，情节严重的，吊销其执业证书。

四、医疗损害责任

2020年5月28日，十三届全国人大三次会议表决通过了《中华人民共和国民法典》，2021年1月1日起施行，对医疗损害责任做了新的规定，为依法行医、依法维权、依法解决医患纠纷提供了法律依据。该法规定的医疗损害责任主要有：患者在诊疗活动中受到损害，医疗机构及其医务人员有过错的；医务人员在诊疗活动中未向患者说明病情和医疗措施；医务人员在诊疗活动中未尽到与当时的医疗水平相应的诊疗义务；医疗机构违反法律、行政法规、规章以及其他有关诊疗规范的规定，隐匿或者拒绝提供与纠纷有关的病历资料，遗失、伪造、篡改或者销毁病历资料；因药品、消毒药剂、医疗器械的缺陷，或者输入不合格的血液造成患者损害；医疗机构及其医务人员泄露患者隐私或者未经患者同意公开其病历资料造成患者损害；医疗机构及其医务人员违反诊疗规范实施不必要的检查等。同时也规定，患者有损害，但因患者或者其近亲属不配合医疗机构进行符合诊疗规范的诊疗，或医务人员在抢救生命垂危的患者等紧急情况下已经尽到合理诊疗义务，或限于当时的医疗水平难以诊疗等情形，医疗机构不承担赔偿责任。医疗机构及其医务人员的合法权益受法律保护，干扰医疗秩序，妨害医务人员工作、生活的，应当依法承担法律责任。

五、医疗质量安全事件报告

2011年1月卫生部发布《医疗质量安全事件报告暂行规定》《医疗质量安全告诫谈话制度暂行办法》，并启用医疗质量安全事件信息报告系统。医疗质量安全事件分级及报告时限如下：

（1）一般医疗质量安全事件。造成2人以下轻度残疾、器官组织损伤导致一般功能障碍或其他人身损害后果，医疗机构应当自事件发现之日起15日内，上报有关信息。

（2）重大医疗质量安全事件。造成2人以下死亡或中度以上残疾、器官组织损伤导致严重功能障碍，造成3人以上中度以下残疾、器官组织损伤或其他人身损害后果，医疗机构应当自事件发现之时起12小时内，上报有关信息。

（3）特大医疗质量安全事件。造成3人以上死亡或重度残疾，医疗机构应当自事件发现之时起2小时内，上报有关信息。

有关卫生行政部门应对医疗机构的医疗质量安全事件或者疑似医疗质量安全事件调查处理工作进行指导，必要时可组织专家开展事件的调查处理。

医疗机构发生重大、特大医疗质量安全事件的，发现医疗机构存在严重医疗质量安全隐患的，卫生行政部门在 30 个工作日内组织告诫谈话，谈话对象为医疗机构的负责人。告诫谈话结束后，谈话对象应组织落实整改意见并提交书面整改报告，卫生行政部门应对整改措施的落实情况及其效果进行监督检查。

第七章

医院财务管理

随着医药卫生体制改革的不断深化，各级各类医疗机构的经济运行与经济管理等内容发生了较大变化，对医院财务管理的规范化、科学化、精细化等方面都提出了新要求。医院财务管理作为医院管理的重要组成部分，在提高医院经济管理水平方面的作用日益凸显，其主要内容包括全面预算管理、成本管理、价格管理、结算管理等。

第一节 医院全面预算管理

一、医院全面预算管理基础理论

（一）医院全面预算管理的概念

预算管理是指机构在战略目标的指导下，对未来的经营活动和相应财务结果进行充分的预测和筹划，并通过对执行过程的监控，将实际完成情况与预算目标不断对照和分析，从而及时指导经营活动的改善和调整，以帮助管理者更加有效地管理机构和最大限度地实现战略目标。

全面预算管理是对预算管理的进一步拓展，是对机构各种财务及非财务资源进行分配、考核、控制，以便有效地组织和协调经营活动，完成组织既定目标，主要包括预算的编制、预算执行、预算控制与预算考核，其实质是通过全体职工的参与，达到对医院经营全流程、全方位的管理，是一种兼具计划、协调、控制、评价、激励等功能的经营战略管理工具。

全面预算管理作为医院财务管理工作的一部分，是医疗改革中财务领域的关键点。2010 年颁布的《医院会计制度》中明确提出"医院要实行全面预算管理，建立健全全面预算管理制度，包括预算编制、审批、执行、调整、决算、分析和考核"，在明确医院预算管理总体措施的基础上，对医院预算编制、执行和考核等各个环节做出了详细规定。2015 年，国家卫生和计划生育委员会印发了《公立医院预决算报告制度暂行规定》，进一步明确了医院年度预算报告主要内容、分析方法、报送流程、审核要求、绩效考核等内容，规范了医院年度预算编制说明模板，落实全面预算精神，为医院建立全面预算体系指明构建思路。

（二）医院全面预算管理的特点

全面预算管理作为现代医院管理手段，具有以下特点。

1. 全面性

全面性是全面预算管理最鲜明的特征之一，主要体现在三个维度，即全员、全流程和全要素。全员参与是全面预算管理的基础，预算编制、执行过程不应局限于财务人员，需要全院职工在拥有预算意识的前提下，将预算目标层层分解，在预算执行时落实到每个职工。全流程是指预算管理应涵盖医院所有经营活动，使全面预算管理渗透进日常活动的每个方面。全要素是指全面预算管理内容包含医院经营内容的所有要素，不仅有财务方面，还有非财务方面，人、财、物、信息等资源都需要纳入预算管理。

2. 战略性

战略的制定决定了未来发展方向，同时，在落地阶段需要合理地进行资源配置。预算管理是对未来一段期间的资源按照一定原则进行规划，这体现了全面预算管理的战略性。

3. 控制性

医院通常会制定相应的制度准则以保证预算管理的顺利实施，一经批准的单位预算除特殊情况外，一般不得随意调整，确保了预算管理的控制性。

（三）医院全面预算管理的内容

预算管理是一种全过程、全方位、全员性的管理，因此，预算内容体系应当是全面而系统的。医院预算由收入预算和支出预算组成，医院所有收支应全部纳入预算管理。这明确了医院预算编制的范围。从医院实施全面预算管理的要求出发，医院编制的全面预算必须涵盖医院经济运行的各方面。

医院的收入主要是财政补助收入、医疗收入、科教收入和其他收入。支出按照业务性质分类主要是：①基本运营支出，包括医药耗材，人员费用，后勤保障支出等；②可持续发展支出，包括医院的基本建设、就医环境的改造、医疗设备的引进更新等。

1. 收入预算

医院按照国家有关预算编制的规定，对以前年度的经营情况进行详细分析，结合政策及医疗市场等外部环境及医院内部环境变化等因素测算下一年度收入，并以此为依据合理安排当年的基本运营支出。收入的预测体现着医院运营方向，如就医人数变动、次均费用降低、平均住院日降低等。

2. 基本运营支出预算

基本运营支出预算是医院对维持医院基本运营支出所作的计划和安排。基本运营支出预算是实现合理控制成本的关键部分，需要将指标分解到各责任中心，做到编制要科学，审批要合理，执行要严格，逐步优化支出结构，提高运营效率。编制预算时，各责任科室根据预算年度内事业发展计划、工作任务、人员编制、离退休人数、支出标准、消耗定额、物价因素等，按经费性质和项目，实行经费归口管理的原则，合理编制科室支出预算，进而形成医院基本运营支出预算。

3. 资产购置预算

资产购置预算是医院资本预算的一部分，是购置医院各类资产形成的支出。资产购置预算先由各科室根据自身需要提交申请，相关管理部门对科室的存量资产、使用情况、是否需要重置、是否需要汰旧更新、可否在科室间调配、设备安装条件及其效益评估等方面进行统筹、审核，然后提交医院装备委员会进行集体决策。

4. 项目预算

项目预算包括医院的基本建设预算和一些改扩建项目预算。在编制项目预算时，需严格按照财政部对项目预算的管理要求执行，即建立项目库、申报时要有可行性论证、较详细的预算构成明细、专家论证、绩效评估等。在对投资期限在1年以上的项目预算编制上要体现投资额和当年预算资金的区别，这样一方面可以有计划地安排院内资金，提高资金使用效益，另一方面可以促进项目按计划完成。

为实施全面预算管理，医院需构建三级预算体系。一级预算是医院总体预算，是医院根据自身发展战略、中长期及年度工作计划，编制医院整体收支预算；二级预算是归口职能部门预算，由归口职能部门在医院年度工作计划的整体框架下，制订本部门归口管理业务的工作计划，并据此编制相关经济业务预算；三级预算是业务部门预算，由各临床医疗/医技部门根据预计的工作量及相关的费用信息（如均次费用、药占比、材料占比等）综合评估，将二级预算中的药品费、卫生材料费、水电支出、洗浆消毒、人员费用等支出，按工作量分解至业务部门。

（四）医院全面预算管理的必要性

通过全面预算管理的编制，将医院的长期战略与短期目标相结合，医院目标与个人目标相结合，有利于医院健康、有序、长远发展；通过全面预算的执行，加强医院的基础管理，强化内控规避风险，提高医院管理精细化水平；通过预算执行结果的分析，对各部门进行考评，并将考评结果与年度奖惩挂钩，有效调动员工的能动性，倒逼责任部门提高工作绩效。总体来说，通过全面预算管理可以在医院内部建立良好的经济运行和风险管理机制，促使资源合理配置，提高医院运营的综合绩效。

全面预算管理是对医院未来整体经营规划的总体安排，是对医院内部资源的最优配置，是医院战略实施、管理控制、资源配置、决策支持的重要工具。

1. 全面预算管理是细化医院战略目标的重要工具

全面预算管理的过程，就是战略目标分解、实施、控制和实现的精细化管理过程，公立医院通过构建收入支出预算、现金流预算、专项资金预算、责任中心预算等预算控制体系，利用预算的量化方式配置自身可调用的医疗资源，优化医院资源配置，提升医院精细化管理水平，使整个医院的业务活动能按照全面预算管理设定的战略目标井然有序地推进，全面预算管理还可以为医院学科发展提供资源配置规划。

2. 全面预算管理是控制医院经营成本的必要前提

通过全面预算管理建立有效的成本费用管控体系，使全院上下确立战略成本意识。良好的预算控制是降低医院运行成本的重要因素之一，以预算目标为导向，对公立医院各责任科室的成本费用进行监督和控制，使成本费用控制在预定的目标范围之内。

3. 全面预算管理是完善公立医院考核标准的有效措施

全面预算管理货币化、数量化、指标化的表现形式，有利于激发员工的积极性与工作潜力，有利于对各责任科室进行科学的、量化的考核评价，有利于公立医院建立公平合理、正向激励的绩效考核和薪酬体系。全面预算管理使绩效考核指标更趋合理性、可操作性，能够更加有效地激励员工完成医院既定目标。

二、医院全面预算管理实践

（一）医院全面预算管理的背景

随着医疗卫生体制改革的不断深入，医疗市场的进一步开放，公立医院所面临的内外部环境发生了巨大的变化，取消药品加成、分级诊疗、人事薪酬制度改革等政策的叠加，大大加重了公立医院的运营负担，使公立医院面临严峻的挑战。如何降低医疗成本、优化资源配置、改善服务质量、提高竞争力，走"优质、低耗、高效"的质量效益发展道路，其根本途径在于围绕医院发展中的深层次矛盾，积极推进医院内部运行机制改革，建立有效的激励和约束机制。

2014 年修订的《预算法》对预算单位的财务预算管理也提出了更高要求。2015 年，财政部、国家卫生和计划生育委员会及国家中医药管理局联合下发了《关于加强公立医院财务和预算管理的指导意见》，明确了目标："2016 年底，县级公立医院和城市公立医院综合改革试点医院建立并实行全面预算管理制度，2020 年底，所有公立医院实行全面预算管理，医院全面实行财务报告第三方审计和财务信息公开制度，向社会公开主要财务指标"。政府利用倒逼机制迫使公立医院加强预算管理，从这一层面看公立医院加强全面预算管理刻不容缓。

（二）医院全面预算管理的基础条件

1. 领导重视与全员参与

领导的重视和支持是实施全面预算管理的重要条件，全面预算管理需要一个良好的环境，只有自上而下的贯彻落实，才能得到各个层面的支持和理解。全员参与是指医院的全体员工都要直接或间接地参与预算管理过程，要将预算管理的理念植入每个人的心中。

2. 健全的预算管理组织体系

全面预算管理是一个涵盖医院各个层级、各项业务的庞大体系，需要建立一套健全的组织体系，明确预算管理的组织架构，以及各个层级、各个部门、各个人员在其中的责任，切实将全面预算管理落到实地，使预算的编制、执行、调整、考核等职能得到充分实现。

3. 科学的预算管理制度

全面预算管理的实施除了需要健全的预算管理组织体系，还需要科学的预算管理制度保障。将预算管理的具体要求以制度的形式予以明确，全面预算管理当中涉及的所有部门、人员都应当按照制度要求的时限完成编制、执行、调整、考核等工作，医院监督部门如内部审计部门也可以对照制度对相关部门及人员是否按照制度要求完成预算工作进行监督。

4. 完善的信息系统与数据统计

全面预算管理的具体实施中，需要从医院、部门到科室层层落实，调用大量信息，包括科室编码、人员信息等，另外还需要进行项目编码、核算类别编码、预算金额等，同时各个项目之间关系复杂，编制要求多，汇总工作量大，还需要大量统计、反馈、调整工作，因此需要完善的信息系统与强大的数据统计能力做支撑。

（三）医院全面预算管理流程

全面预算管理流程主要包含预算编制、执行、控制、分析、调整、考核等环节（图7-1）。医院应将全面预算管理与战略管理相结合，以医院战略规划为起点，预算编制为基础，预算执行控制为重点，预算分析考核为激励，形成事前预测与统筹、事中分析与控制、事后考核与改进的全面预算管理闭环体系，将医院所有收支全部纳入预算统一管理。

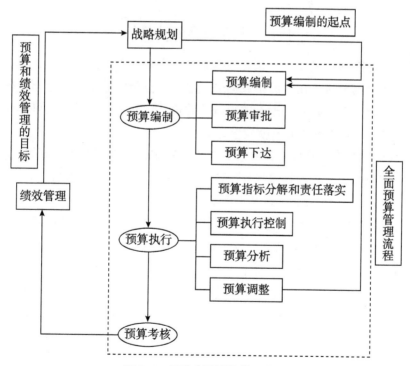

图7-1 医院全面预算管理流程

1. 医院全面预算管理的编制与审批

预算编制是全面预算管理的基础。医院预算编制需以医院战略规划为导向，坚持"收支统管、以收定支、收支平衡、统筹兼顾、保证重点，不得编制赤字预算"的原则，将医院所有收支全部纳入预算编制范围，实行年度"两上两下"的三级预算编制模式，即业务科室编制三级科室预算，归口职能部门编制二级归口职能部门预算，财务部编制一级医院总预算（图7-2）。"两上两下"是指各业务科室/职能部门第一次编制本科室/部门预算层层上报医院党政联席会（"一上"），经党政联席会统筹预算、整体调整后第一次下达预算调整意见（"一下"），并反馈给各业务科室/职能部门，业务科室/职能部门再根据党政联席会下达的调整意见对本科室/部门预算进行调整，然后再进行第二次上报（"二上"），党政联席会在第二次审议预算后将最终的预算下达各业务科室/职能部门的过程（"二下"）。预算编制需经业务科室/职能部门、归口职能部门、预算管理委员会指导、医院党政联席会层层审批。

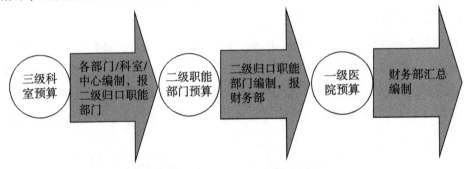

图7-2　医院三级预算编制模式

（1）预算编制前期准备工作。预算的编制过程不是简单的上报下达，要在预算编制前进行科学的预测与分析，在对历年数据进行加工、分析的基础上，全面考虑医院目前和未来的内外部环境对医院发展建设的影响，并进行定量和定性分析，科学预测预算年度收支增减趋势，为编制年度预算奠定基础。

（2）预算编制方法。预算编制采取的方法多种多样，主要有固定预算、弹性预算、增量预算、零基预算，每种预算编制方法各有优缺点，适合不同的预算项目，各部门/科室/中心可以针对不同预算项目，灵活选择适宜的方法进行预算编制。

（3）预算编制流程。预算编制是一项工作量大、涉及面广、时间性强、操作复杂的工作。医院可主要采取"上下结合、分级编制、逐级汇总"的程序进行，并在此过程中不断调整和修正（图7-3）。①每年4月初（9月初）财务部门向各职能部门/科室/中心下达下一年度"一上"（"二上"）预算编制通知；②各职能部门/科室/中心根据下一年度工作总目标和实际需要编制三级科室预算，报二级归口职能部门；③由二级归口职能部门编制二级职能部门预算，报财务部门；④由财务部门编制全院总预算，报预算管理委员会审核；⑤预算管理委员会最后将全院年度预算提交医院党政联席会审议；⑥党政联席会审议后，再报上级主管部门；⑦财务部门将批复预算下达各部门/科室/中心执行。

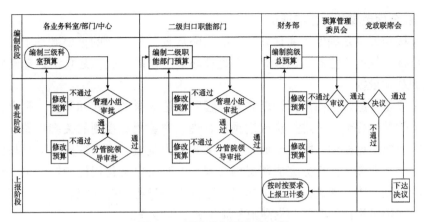

图 7-3　预算编制及审批流程

2. 医院全面预算的执行与控制

预算执行与控制是全面预算管理的重点。在预算执行过程中，医院需严格按批复预算执行，并将预算逐级分解，落实到具体的责任单位或责任人。同时加强对预算执行环节的控制，预算经费支出严格执行审批制度，并建立预算执行分析及预警机制，严禁超预算或无预算资金支出，强化预算约束机制。

医院应形成预算执行情况分析长效机制，按月、季、年度对预算的执行进行分析，对预算执行偏差较大的项目，从政策变化、环境和条件因素、决策评价、责任人履行职责、管理是否到位等多方面进行分析、研究，提出相应的解决办法，纠正预算编制和执行中的偏差，编制预算执行情况及分析报告，定期向院领导汇报。

预算执行过程中，严格执行"无预算或超预算不支出，走预算调整流程"的原则（图7-4）。如遇特殊事项，各部门、科室出现确需调整预算的事项，应履行相应的报批程序，经医院党政联席会同意后，方可按调整后的预算执行。

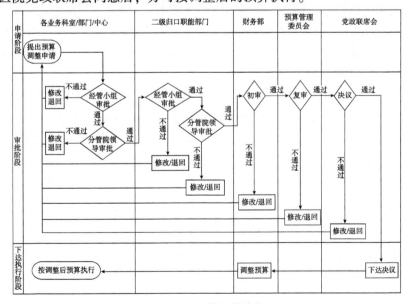

图 7-4　预算调整流程

3. 医院全面预算的考核与评价

预算考核与评价是确保年度预算和医院战略规划按时完成的重要激励手段，是对预算编制、审批、执行、控制、调整等各个管理环节工作的检验，是总结管理经验和落实奖惩措施的基本依据。

预算考核是对医院全面预算管理实施过程和实施效果的考核和评价，是全面预算管理承上启下的关键环节，是进一步改进预算管理、完善预算控制的关键步骤。科学合理的预算绩效考核奖惩机制，既要全面具体，又要突出重点，将预算执行情况与成本控制目标实现情况、业务工作任务完成情况结合起来，坚持以量化指标考核为主、定性指标考核为辅的原则，奖励先进，有利于加强对医院管理过程的有效控制，充分调动医务人员积极性，促进机构持续改进，提高服务质量和工作效率。

（四）医院全面预算管理信息系统

为更好地实现医院全面预算管理的目标，医院可研发全面预算管理信息系统。该系统应配合医院发展战略规划，符合医院自身业务发展特点，提升医院预算管理水平，助力医院拓展精细化管理模式，为医院全面预算工作的长足发展提供科学合理的信息化工具。

信息系统的架构设计要满足医院在收入、支出、项目、资金等方面的预算编制、执行及调整工作。主要模块包括基础数据平台、收支预算、项目预算、资金预算等。预算基础数据平台是为满足医院预算业务工作流程而设计的基础数据字典模块，主要涵盖预算科目、组织架构、预算项目、系统权限、业务流程等子模块，为预算业务信息化建设奠定基础。

医院全面预算管理信息系统主要分为收支预算模块、项目预算模块及资金预算模块。收支预算模块包括收入预算、支出预算等子模块。收入预算范围为医院所有的临床开单科室，预算类型包括挂号、检查、化验、药品、放射、卫生材料等收入类型。支出预算范围为医院所有归口职能部门以及三级预算科室，预算类型包括人员经费、"三公"经费、日常运行经费等支出类型。项目预算模块包括设备购置预算、科研课题经费预算、基建及信息开发项目预算等子模块。设备购置预算以年度为单位，针对全院科室设备采购计划设置预算批次、金额等事项，范围涵盖职能部门、临床科室、科研部门等相关部门。科研课题经费预算主要以课题期限为总时间区间，并以年度计划为预算计划。主要预算对象是医院科研课题项目团队。基建及信息开发项目预算主要针对医院基建项目和信息化软件项目进行年度预算立项。资金预算是以全院收支预算为基础，以医院实际资金流动情况为预算标准，主要体现全院流动性资金能否在一定时期内全力满足并支持医院运营管理的资金需求。

（五）医院全面预算管理的成效

医院全面预算管理的实现可以达到三个层面的效果。第一层为基本层面，全面预算管理通过严格的预算约束，避免了资金无计划的使用，加强了对资金的管控与监督；第二层为管理层面，全面预算管理促进了资源的优化配置，使预算管理的理念深入人心，提高了医院财务管理的规范性；第三层为战略层面，由于全面预算管理是从医院战略出发的环形结构，在实施过程中不断修正匹配，提高了医院资源配置的战略配合度，以有效的资源配置最大限度地实现医院战略目标。

第二节　医院成本管理

一、医院成本核算概述

（一）医院成本核算概念

1. 成本的概念

成本是指人们在生产经营过程中，所消耗的各种资源，包括人力资源、设备资源、材料资源等。

2. 医疗成本的概念

医疗成本是指医院在开展医疗服务过程中所消耗的人力成本、药品成本、材料成本及其他相关费用。

3. 医院成本核算的概念

医院成本核算工作，初期主要是为医院奖酬金分配服务，核算的内容、意义、作用都具有很大的局限性。随着医院经营管理的不断提高，提出了"全成本核算"的概念，即目前的医院成本核算。

医院成本核算作为医院经营管理工作的一部分，已经被赋予更多管理意义。成本核算既可以反映医院、科室成本状况，也可以为推行新的医疗付费方式提供数据依据。

（二）医院成本核算原则

医院成本核算除了应当遵循合法性、可靠性、相关性、分期核算等原则，还应遵循以下5个原则。

1. 权责发生制原则

医院收入、费用核算，科室成本核算均应以权责发生制为核算基础。

2. 收支配比原则

医院应按照"谁受益谁承担"原则，归集、分配各项成本、费用，使成本核算对象的收入与成本相匹配。

3. 重要性原则

对重要经济事项及费用（成本构成中所占金额比重较大的费用项目）分别核算、科学计量及分配，对次要事项及费用（成本构成中所占比重很小的费用项目）简化核算方法。

4. 一致性原则

成本期间与会计期间一致，医院总成本与各科室全成本合计、医疗服务项目成本合计、病种成本合计一致，一定时期内的费用分摊方法、提取比例应保持一贯性、一致性。

5. 按实际成本计价原则

医疗服务过程中耗用的药品、材料、燃料、动力及提取的固定资产折旧等各项费用均以实际成本（或原始价格）作为计价基础。

（三）医院成本核算体系

根据不同的成本核算对象进行划分，医院成本核算体系主要包括科室成本、医疗服务项目成本、病种成本等核算体系。

科室成本主要反映科室经营状况及成本耗费情况，帮助科室采取对应措施，对成本进行合理管控，促使科室良好运行。

医疗服务项目成本主要反映医院收费项目的成本，通过调整相应的项目资源（如人员配置、设备配置、材料消耗等）来管控成本。

病种成本主要反映在诊疗过程中的资源耗费情况，通过临床路径、诊疗方案的调整来实现病种成本控制。

二、医院成本核算内容与方法

（一）医院科室成本核算内容与方法

1. 科室成本核算内容

科室成本核算是核算医院科室在开展医疗服务行为中消耗的各类医疗资源，包括人力、材料、设备等资源。成本核算以科室的角度，涵盖直接与间接、固定与变动、可控与不可控等成本的核算、分析、控制，同时为科室的经营状况提供可靠的信息数据，促使科室更加合理的开展医疗业务。

2. 科室成本核算方法

医院科室成本核算常常采用全成本法和分步逐级分项结转法相结合的方法，以四级核算三级分摊模型（四级核算即对医院管理科室、医疗辅助科室、医疗技术科室和临床科室等进行成本核算，三级分摊即对医院管理科室成本、医疗辅助科室成本、医疗技术科室成本等实行分摊）为原型，以成本核算科目为数据载体，以从上至下、不循环、逐级逐项规则进行结转分摊，从而对医院进行全面的科室成本核算。

科室成本核算本着"谁受益谁承担"的原则，将全院成本从医院管理科室、医疗辅助科室、医疗技术科室，逐级逐项分摊至临床科室，其计算公式如下：

$$某科室承担成本 = 承担成本比例 \times 被分摊科室总成本$$

根据实际业务情况，不同科室的承担比例由不同参数计算而来，主要涉及职工人数、房屋面积、收入、支出、业务量等参数。

（二）医疗服务项目成本核算内容与方法

1. 医疗服务项目成本核算内容

医疗服务项目成本核算是以科室成本为基础，以医疗服务行为为准则，核算开展医疗服务项目（诊察、化验、检查、手术、治疗、床位等项目）所消耗的医疗资源（成本），包括人力、材料、设备直接成本及间接成本的分摊核算。

医疗服务项目成本核算可以促进科室合理的配置医疗资源，优化成本结构。同时有利于科室间同类项目的资源与效益分析。

2. 医疗服务项目成本核算方法

作业成本法（activity-based costing，ABC）是一种通过对作业活动进行追踪并动态反映，计量作业活动成本，评价作业业绩和资源利用情况的成本计算和管理方法。医疗服务项目成本核算采用作业成本法，以作业为中心，根据作业消耗资源的情况将资源成本分配到作业，再根据医疗服务产品所耗用的作业量，将作业成本归集至医疗服务项目。

利用作业成本法来完成医疗服务项目成本核算，需要三个步骤，即项目直接总成本核算、项目间接总成本核算、项目单位成本核算等。

（1）项目直接总成本核算。项目直接总成本是根据项目与人员、材料、设备等对应关系进行计算，包括人力直接成本、材料直接成本、设备直接折旧等，其核算公式如下：

$$直接总成本 = 人力直接成本 + 材料直接成本 + 设备直接折旧$$
$$人力直接成本 = 作业时间 \times 单位时间人力成本$$
$$材料直接成本 = 材料数量 \times 材料单价 \times 使用比例$$
$$设备直接折旧 = 设备操作时间 \times 单位时间折旧$$

（2）项目间接总成本核算。项目间接总成本计算是对管理成本、医辅成本、其他成本，通过资源动因分摊到作业，最后核算到项目的过程。间接总成本计算分两个步骤。

第一步，根据作业成本法的原理和机制，以及根据作业占用资源比例进行核算，其核算公式如下：

$$作业总成本 = 管理成本 \times 管理资源占比 + 医辅成本 \times 医辅资源占比 + 其他成本 \times 其他资源占比$$

第二步，从作业到项目的核算过程，根据作业动因对作业成本进行分摊，其核算公式如下：

$$间接总成本 = 作业总成本 \times 作业动因占比$$

（3）项目单位成本核算。根据项目直接总成本和间接总成本，利用项目总工作量进行单个医疗服务项目成本（即单位成本）的核算，其核算公式如下：

$$单位成本 = (直接总成本 + 间接总成本) / 总工作量$$

（三）病种成本核算内容与方法

1. 病种成本核算内容

病种成本核算分三类，即对仅基于主要诊断与操作的单病种的成本核算、对基于临床路径的标准病种的成本核算和对基于按疾病相关性分组（diagnosis related groups，DRG）的 DRG 病组的成本核算。

病种成本核算是根据不同病种的定义，核算全院、科室、医疗组所执行病种的成本，以及患者的医疗成本。对于 DRG 病组成本核算来说，在数据条件允许情况下，地区 DRG 病组的成本核算、同等级别医疗机构 DRG 病组的成本核算也在病种成本核算的范围之内。

2. 病种成本核算方法

病种成本核算必须依赖于医疗服务项目成本数据、药品数据、材料数据、病案数据，以及患者的医嘱明细数据来完成。

（1）单病种成本核算方法。单病种成本核算基于病案数据，对仅含主诊断或主操作的病案进行病种定义及成本核算，它是完整且独立的体系。在核算过程中根据项目成本、药品成本、材料成本的数据进行核算，其核算公式如下：

$$单病种成本 = \sum_{i=1}^{n} 该病种下医疗服务项目 i 的成本 + \sum_{j=1}^{m} 该病种下药品 j 的成本 + 病种平均成本$$

$$= \frac{\sum_{k=1}^{p} 该病种下收费材料 k 的成本}{该病种的总例数}$$

（2）标准病种成本核算方法。标准病种成本核算是对按标准临床路径执行综合治疗程序时所消耗资源的核算，核算模式与单病种核算类似，两者的区别在于：标准病种成本核算所基于的标准临床路径，是全院所有科室所统一遵循、执行的治疗程序（特殊病情情况除外）。标准病种成本核算过程涉及标准医疗服务项目成本、药品成本、收费材料成本等基础数据，其成本核算的公式如下：

$$标准病种成本 = \sum_{i=1}^{n} 临床路径下医疗服务项目 i 的成本 + \sum_{j=1}^{m} 临床路径下的药品 j 的成本 + \sum_{k=1}^{p} 临床路径下收费材料 k 的成本$$

实际核算时，要注意在临床路径下的特殊病情患者可能不适应该临床路径的标准治疗方式。

（3）DRG 病组成本核算方法。DRG 病组成本核算是针对疾病相关组成本进行核算，是国家公立医院按病种支付制度改革措施的重要支撑。其成本核算模式与标准病种、单病种的成本核算模式基本相同，核算公式如下：

$$DRG 病组成本 = \sum_{i=1}^{n} DRG 病组下项目 i 的成本 + \sum_{j=1}^{m} DRG 病组下药品 j 的成本 + \sum_{k=1}^{p} DRG 病组下收费材料 k 的成本$$

值得注意的是，DRG 病组成本核算中的医疗服务项目成本的核算会受到医院的等级、技术水平、地区经济发展等因素的影响，同时也受患者病情因素（如年龄、性别、并发症与合并症、手术、转归等）的影响。

三、医院成本分析与成本控制

（一）医院成本分析

医院成本分析主要是对医院及科室经营与发展状况、项目与病种成本效益等方面的分析。通过分析医院、科室、项目、病种等收支关系，找出成本变动规律，从而制定相应的管理与控制方法，为医院管理者提供经营管理决策和措施。

1. 成本分析方法

成本分析目前主要采用比较分析法、比率分析法、本量利分析法、因素分析法等方法。

（1）比较分析。主要对分析对象在一定期间内的变化趋势进行分析，找出变化规律和趋势，分析其影响因素。其计算公式如下：

$$同比分析＝本期数/同期数×100\%$$
$$环比分析＝本期数/上期数×100\%$$

分析时，既可按绝对数（如增长额）进行分析，也可按相对数（如增长率）进行分析。比较分析一般用于与历史最高、去年同期等水平的分析中，同时还可用于医院之间的水平比较中，找出期间或同行之间的差异及原因。医院内部的科室水平、预算管理目标、定额管理目标的分析也可利用此方法。

（2）比率分析。通过比率分析，可找出收入或成本在结构上的变化规律，分析其构成的合理性。其计算公式如下：

$$某项成本占总成本的比率＝该项成本/总成本×100\%$$

2. 医院成本分析方式

1）日常分析。

（1）总体分析。主要对医院经营状况进行总体分析，如收入和成本同比增长分析、收入和成本结构分析、收支结余分析、收入和成本趋势分析等。

（2）分类分析。按收入或成本项目分类进行分析，如能源消耗分析、卫生材料消耗分析等。

（3）科室经营分析。这包括科室收入同比增长分析、科室收入结构分析、科室收益分析。对科室成本分析还可按可控和不可控成本进行分析，以及固定成本和变动成本分析、科室盈亏排名分析、科室资源消耗分析等。

（4）成本控制分析。针对医院在成本控制方案、成本控制政策、成本控制目标等方面的控制情况进行报表分析。

（5）成本预算执行分析。对科室预算与执行情况等进行分析。

2）专题分析。

专题分析主要是对特定因素或项目开展的不定期分析，如医院打印机大量使用硒鼓耗材使用分析。

3. 分析指标

医院成本分析采用的指标包括收入成本率、收入结余率、成本结余率、药品费支出比率、卫生材料支出比率、人员经费支出比率、管理费用比率等。

（二）医院成本控制

1. 成本控制原则

（1）经济性原则。经济性原则是指进行成本控制而发生的相应成本，减少的成本不应该超过增加的收益，因此进行成本控制时要选择其中的关键因素，而不是面面俱到。

（2）因地制宜原则。因地制宜原则是指成本控制应根据医院的实际情况，选择合适的成本控制方法，即对不同的成本项目，设计不同的成本控制方法和措施。例如，对科室固定电话费的管控，可以采用定期公布超额话费名单的方法进行管理。

（3）全员参与原则。医疗活动所产生的成本都属于控制范围，应该加强对每个职工的成本控制宣传工作，增强成本控制意识、强化成本控制责任和义务，使全院职工形成成本控制的意愿和习惯。

（4）领导推动原则。成本控制工作涉及各科室及职工的经济利益，实际工作中会遇到很多阻力和困难，因此需要医院管理层的强力支持和推动，才能顺利进行。

2. 成本控制方法

不同的成本项目及影响因素，采取不同的成本控制方法，具体来说主要有以下方面：

1）控制人力成本、实现减员增效。

医院人力成本占比很大，合理配置人力资源，减少人员闲置与浪费是医院控制成本的重要途径。

（1）合理配置人力资源。根据医疗业务开展情况，对全院科室的工作流程进行整合，设置匹配的工作岗位，实行定员定岗的人事管理制度。在定员定岗时，根据岗位性质配置标准，合理安排不同年资、学历的人员，避免人力资源浪费。

（2）加强信息化建设，减少人力资源投入。随着数字信息时代的快速发展，加大信息化建设，通过互联网方式自助挂号、缴费与咨询、自助检查结果领取等方式来减少人力投入，并提高服务质量。

（3）采取后勤服务集团化、专业化的管理模式，将医院在管理上有优势的服务业务，如洗浆业务、供应消毒业务、中央运输业务等，实行专业化管理和集团化管理。同时，优势业务还可以进行社会化发展，争取更多的收益。

2）加强流动资产管理，提高资金使用效益。

医院加强对流动资产的管理，使流动资产能高效、安全地周转，对医院减少营运成本有着重要意义。

（1）货币资金。医院要合理利用自有及借贷资金，通过评估将医院的货币资金投入成本效益好的项目，提高货币资金的使用率，加快医院发展步伐。

（2）应收账款债权。一方面应收账款占用医院的货币资金，影响医院资金的周转；另一方面超过期限的债权，容易形成呆账，给医院造成资金损失。故对往来款项的及时清理是加强医院成本管理的一个重要方面。

（3）药品和材料。采购大量的药品和材料，既占用资金，又增加管控难度，因此，加强库存的严格管理，是医院经营管理的重要工作。合理的储备定额管理是在保证医院物资消耗的前提下，制定合理的库存数量，结合先进的物流方式，最大限度地降低储备，以减少资金占用而降低成本。公开招标采购管理是通过公开、公平、公正的方式，杜绝采购中的不正之风，降低药品材料的采购成本，减少医院运营成本，提高医院的经济与社会效益。消耗定额管理是指根据实际占用床日数制订消耗定额，通过超定额率对其进行管理，如对办公用品和不计价医用材料的管理。

3）加强固定资产管理，合理配置固定资产。

医院要加强对固定资产的管理，充分挖掘资产潜力，提高使用效率，保证固定资产的安全与完整，节约资金支出，就必须建立严格的固定资产管理制度。

（1）建立固定资产专人专管制度、明确责任。

（2）建账立册。

（3）建立定期和不定期财产清查制度，保全国有资产，避免资产流失和浪费。

（4）建立大型设备投资可行性评估制度。大型医疗设备投资是医院投资行为，其金额相对较大，医院要从源头上杜绝资产重置、闲置现象的发生，避免投资的盲目性。

（5）建立固定资产定期保养制度。固定资产的使用过程中，尤其是大型仪器设备，维修费用较高，因此要对出现的故障及时维修并定期保养，保证设备的正常运行，从而降低维修成本。

（6）制定严格的固定资产报损、报废、审批、清查制度。医院固定资产庞大，设备使用频率高，以 CT、磁共振等设备为例，大型医院基本处于满负荷运行，医院如果没有严格的固定资产报损、报废、审批、清查等制度，势必造成固定资产流失。

4）实现科室预算管理，降低运行成本。

通过实行科室二级预算管理，对科室各种成本和费用进行实时监控，减少不合理开支。

第三节 医院价格管理

一、概述

（一）医院价格管理范畴

医疗服务价格是指向患者提供医疗技术服务时，向被服务的对象按照规定收费项目、收费标准收取的服务费用，主要包括挂号、诊查、检查、治疗、化验、手术、护理、床位及诊疗过程中所耗用的药品、医用卫生材料费用等。医疗服务价格的具体体现，一是劳动价值的实现，二是设备、检查等成本消耗补偿。

（二）我国医院价格管理历史进程

1. 第一阶段（1949—1957 年）

这是医疗服务价格低于成本但国家财政能足额补贴阶段。此阶段医疗卫生事业被政府确定为纯福利事业，国家办医院为非营利性机构，预防保健实行免费服务，职工则可享有公费医疗和劳保医疗制度。政府对国家办医院实行差额预算管理，对其经营亏损部分进行补偿，医疗服务收费标准较低，虽不能体现当时医务人员劳动价值，也不能弥补医疗物资耗用，但医院在政府补助下仍能收支平衡。

2. 第二阶段（1958—1980 年）

这是大幅度降低医疗价格但政府补贴不足阶段。此阶段政府对医疗服务收费标准分别于 1958 年、1960 年、1972 年进行了三次调整，进一步提高福利水平，逐渐降低医疗服务价格，使其价格远低于实际成本。因不断降低的医疗服务价格，医院经营亏损愈发严重，政府对医院的财政补贴负担也愈发加重。为缓解压力，政府允许医院在药品进价基础上加价 15% 卖给消费者，并将这部分收入作为医院收入。

3. 第三阶段（1980—2000 年）

这是向市场经济转轨阶段。在改革开放和经济转轨的背景下，卫生部以"总量控制、结构调整"为原则，开始进行医疗服务收费标准规范和调整。为减轻医院负担，1983年，政府规定公费劳保医疗患者的收费项目按不含工资的成本收费，自费患者收费标准不变。1992年，政府并轨自费患者与公费劳保患者的收费标准。1997年，政府对医疗服务收费标准进行调整，增设诊疗费，对住院费、护理费、手术费等进行调增，同时对大型设备检查治疗费进行调减，涉及的医疗服务项目为 1 500 项左右。

4. 第四阶段（2000—2016 年）

这是完善医疗服务价格阶段。截至 2000 年，全国仍无统一规范的服务收费项目。由于各地服务项目名称和数量差异较大，客观上给医疗服务价格监管带来难度。2000 年，国家计划委员会、卫生部出台指导意见，确定中央管项目、地方订价格的原则。自 2007 年《全国医疗服务价格项目规范》新增和修订项目（2007 版）发布，各地纷纷出台了本省医疗服务价格手册。这标志着在全国范围内首次统一了医疗服务项目名称、内涵、除外内容及计价单位等。这在一定程度上理顺了我国医疗服务价格体系。为进一步完善医疗服务价格体系，理顺医疗服务比价关系，国家发展改革委、卫生部、国家中医药管理局联合印发了《全国医疗服务价格项目规范（2012 年版）》。

5. 第五阶段（2016 年至今）

这是医疗服务价格调整阶段。2016 年发布了《关于印发推进医疗服务价格改革意见的通知》，要求各地要按照"总量控制、结构调整、有升有降、逐步到位"的原则，统筹考虑各方面承受能力，合理制定和调整医疗服务价格，逐步理顺医疗服务比价关系，并与医保支付、医疗控费政策同步实施，确保群众费用负担总体不增加。在国家政策和现实情况的推动下，各地纷纷开始了医疗服务价格改革。

（三）医院价格与医改政策

公立医院改革是医改的重点，也是难点，而医疗服务价格的形成机制又是公立医院改革的重要内容。2009 年新一轮医改方案正式出台，明确提出"通过实行药品购销差别加价、设立药事服务费等多种方式逐步改革或取消药品加成政策"；2010 年，卫生部则进一步明确"合理调整医药价格，逐步取消药品加成政策"；2012 年国务院发布《关于深化医药卫生体制改革规划》的方案中提出，将公立医院补偿由服务收费、药品加成收入和财政补助三个渠道改为服务收费和财政补助两个渠道，医院由此减少的合理收入或形成的亏损通过调整医疗技术服务价格、增加政府投入等途径予以补偿。2014 年，为推动医改向纵深发展，公立医院改革试点县市达到 1 300 多个。2015 年政府工作报告提出"全面推开县级公立医院综合改革，在 100 个地级以上城市进行公立医院改革试点，破除以药补医，降低虚高药价，合理调整医疗服务价格，通过医保支付等方式平衡费用，努力减轻群众负担"。可见，医疗服务价格改革问题已经成为我国深化医改工作的重要问题，公立医院运行机制核心问题的破解，迫切需要改革现行医疗服务价格管理体制。

二、医院价格管理

（一）组织架构

随着医疗卫生体制改革的不断深入，医院对精细化管理的要求逐步提高，各医院建立了适合自身管理需求的物价管理体系，成立了专门的物价管理部门，设置专门的物价管理员对医院价格进行管理监督。

医院价格管理组织架构根据不同医院的管理需求，大致分作两类：第一类，财务部门设立专职价格管理员，临床科室设立兼职物价管理员，由二者配合共同进行医院价格管理，专职物价管理员对兼职物价管理员负有培训指导其工作的职责；第二类，医院成立价格管理委员会，管理委员会成员包括医院主要领导、职能部门负责人、临床科室负责人，并设立管理委员会办公室，下设财务部门，财务部门设立专职物价管理部门及管理员对医院价格进行管理。

（二）工作职责

1. 价格管理委员会

价格管理委员会是医院价格管理的最高机构，各部门在委员会的领导下，建立分工明确、互联互通、集体讨论、支持配合的工作机制。其主要职责包括：①认真贯彻落实国家相关价格法律、法规和政策，执行价格主管部门的有关规定；②结合本单位实际，建立健全物价管理制度；③指导医院价格管理并实施全过程监督；④向价格主管部门提供价格执行情况信息，反馈价格管理的意见和要求等。

2. 价格管理办公室

价格管理办公室是医院价格管理的专职部门，其主要职责包括：①对医疗服务项目成本调查、价格管理，以及对科室价格制度执行情况的监督及考核；②及时掌握价格政策信息，定期汇报价格管理情况和积极协助科室申报新增医疗服务项目及收费标准；③制定和落实医疗服务价格管理的各项工作及检查制度，如价格管理员岗位责任制度、价格政策法规培训制度、价格执行情况自查自纠制度、患方咨询及投诉制度等。

3. 医院专职价格管理员工作职责

医院专职价格管理员作为医院价格管理专职人员，其主要职责包括：

（1）掌握医疗收费价格改革动态，熟悉医疗收费价格文件。

（2）指导并监督科室收费行为，定期组织物价检查，发现问题及时整改。

（3）培训和指导临床科室主管医疗收费的专职（或兼职）物价管理。

（4）协助临床申报新项目收费价格，按政策调整收费项目价格。

（5）负责医院信息系统中医疗服务项目收费价格维护和更新。

（6）接受患者价格咨询、费用查询，并处理医疗服务价格及收费等相关投诉。

（7）负责医院设备、物资采购的日常监审，并参与相关招标比选。

（8）负责组织做好价格公示等。

（三）医院价格管理流程与方法

医院价格管理的流程和方法是价格管理的具体实施细则。通过各项管理制度、流程及方法对医院价格进行具体的管理。制定良好的医院价格管理流程与方法，使医院的价格管理工作更加有序地运行，使医院价格管理行为有章可循，有矩可行。根据政策变化，不断更新价格管理制度、流程与方法，改进价格管理方式，提高服务效率。

医院价格的管理主要包括医疗服务收费项目的新增与调整管理、收费价格投诉管理、医疗收费价格公示管理流程、内部监督自查工作流程等多方面。

医疗价格的调整流程为：首先由临床科室讨论和申报，交医疗行为主管部门评审，再由运营主管部门（如医院设立的运营管理部）调研，财务部门核算及定价，医院主管成本与定价的院级机构（如医院设立的价格主管委员会）审议、申报，最后交政府主管部门批复。

医疗收费价格投诉管理流程为：公示医院的价格投诉及咨询电话，医院投诉主管部门在接到病患投诉后，听取病患投诉内容，查询相关政策及资料进行回复。投诉内容每件都有记载，每件有回复，并向科室进行反馈，使之更好地完善医疗服务工作。

医疗收费价格公示流程为：在门急诊大厅，各治疗检查科室窗口显著位置设置宣传价目栏、电子显示屏等，公示相关收费价格，主动接受社会监督。

医疗收费价格自查流程为：定期对临床科室的收费行为进行检查，采取科室复核，月度、季度或半月度自查，以进一步降低收费差错率，更好地规范收费行为，减少病患投诉。

第四节　医院结算管理

一、医疗服务结算概述

医疗服务是医院以患者和一定社会人群为主要服务对象，为其提供门诊、住院等医疗服务而带来实际利益的医疗产出和非物质形态的服务。医疗服务结算是其基本服务手段。

（一）医疗服务结算类型及方式

目前我国医疗服务结算具有多样性特点，从以前全额支付结算这种单一的结算方式，逐步向如今多元化结算方式发展。现今医院医疗结算方式基本分为全额支付结算方式、医保联网结算方式及其他结算方式。

1. 全额支付结算方式及特点

全额支付结算方式包括纯自费结算及无法直接在医院联网报销的结算，需按要求全额缴纳医疗费用，由医院出具统一的医疗结算票据。现阶段全额结算患者的主要支付方式有现金支付、银行卡支付、支票支付、汇票支付、移动互联支付等。

由于全额支付结算方式的患者需全额支付费用，药品、治疗、检查费用等实用实结，医院无应收账款，能有效防止死账、呆账的出现。

2. 医保联网结算方式及特点

医保联网结算指具备在医院进行门诊、住院医疗费用直接报销的患者，只需支付个人的自付部分金额，医保支付部分由医疗机构向相应的医保经办机构收取。

按患者参保经办机构地分类，结算类型分为本地医保、异地医保和异地新农合。

按医保支付方式分类，结算类型分为按服务项目付费支付、按病种定额、限额付费支付、总额预算控制支付和按人头付费支付。

医保联网结算方式的特点如下：

（1）医保联网结算将成为结算的主流，是未来医疗结算的趋势。

（2）医院应收账款比例大幅增加。

（3）医保机构通过社保基金的拨付对医院进行监督管理。

3. 其他结算方式

其他结算方式主要包括合同记账结算等。合同记账是指与医院签订合同的单位，费用结算采用先记账后付款的方式结算，主要包括外检单位、担保公司。

（二）医疗服务结算流程

1. 门诊服务结算流程

（1）门诊收费、退费和记账流程。门诊医疗费用结算窗口是患者为完成和接受医疗服务的交易窗口（图7-5）。患者持实名制就诊卡就诊后，凭医生开具的医嘱导诊单到门诊收费窗口缴费并打印发票等。

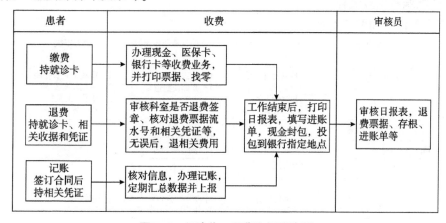

图7-5 门诊收、退费和记账流程

（2）门诊账务管理流程。门诊收入是医院收入的重要组成部分，加强账务管理能有效地堵塞财务漏洞，使门诊财务活动合法、有序、规范地运行。财务建立完善业务规则，编制门诊各类收入汇总表，及时、准确、完整地将医院门急诊收入入账，确保门诊账证、账实相符（图7-6）。

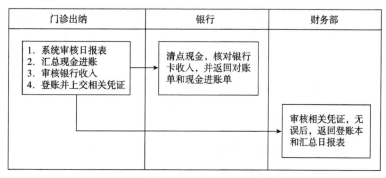

图7-6 门诊财务处理流程

（3）门诊财务库房管理及备用金管理流程。各类日报表、票据是记录医院的经济业务表现。随着医院的不断发展，加强医院各类报表及票据管理日趋重要，这是强化财务内控制度、保证医院资金安全的一个重要手段。为加强现金安全和风险管控，设专岗对日报表、票据存根进行整理、装订、保存，以及定期销毁，切实做到有账可查，有据可依。建立完善的备用金管理制度，以有效地规避现金安全的问题（图7-7）。

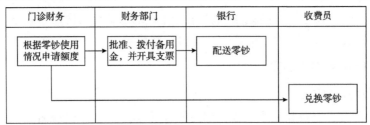

图7-7　备用金管理流程

2. 住院服务结算流程

住院服务流程如图7-8所示。

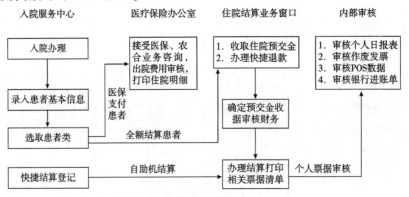

图7-8　住院服务流程

（1）自付费用结算患者住院流程。入院时，按预估费用缴纳住院押金。出院时在结算窗口直接进行结算。

（2）医保联网结算患者住院流程。入院时，按预估费用比例缴纳住院押金。患者出院结账，只需支付个人负担费用，其余费用由医保局与医院结账。

（3）其他方式结算患者住院流程。入院时，按预估费用比例缴纳住院押金（部分担保公司担保患者无须缴纳住院押金），患者出院结账，只需支付个人应该负担费用，其余费用由相应报销单位与医院结账。

（三）医疗服务结算内控管理

医院服务结算内控管理主要包括结算财务审核管理和医疗应收账款管理。

1. 结算财务审核管理

结算财务审核是对门诊收费员的收费行为的真实性、完整性进行监督、复核过程，医疗机构需要加强内控机制，加强业务收入的监督与管理，避免资产流失。

自助缴费系统对账管理。自助机和"互联网+"结算模式得到广泛运用的同时，"单边账"问题日益突出，完善对账流程并加强审核管理尤其重要。

"单边账"问题的成因为网络信号或系统故障问题，造成医院信息系统并未接收到自助终端传送的相关交易信息，未能在医院信息系统内生成相应的记录，形成"单边账"，即银行系统有交易记录，而医院信息系统没有交易记录。

"单边账"退费问题的特点为缺少票据资料，需经过医院、银行各自出具证明材料相互汇总、对比。

"单边账"退费处理要银行和门诊财务共同提供原始数据和相关证明材料。核对数据情况后，双方相关部门负责人在自助终端"单边账"汇总表上签名确认→信息部门复核数据，无误后签名确认→财务部门依据三方签字的"单边账"汇总表返还患者费用。

"单边账"对账目的是保证每一笔退费有据可查，减少退费风险，合理界定医院各部门在"单边账"问题中的职能权责，解决因"单边账"而导致的各部门间账务信息不对称的问题，规避资金安全风险（图7-9）。

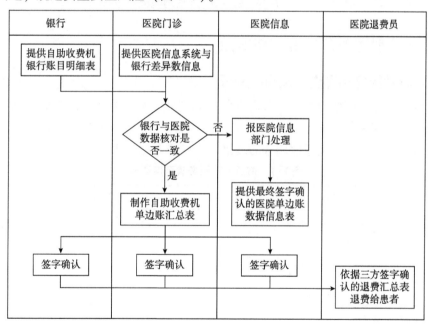

图 7-9　对单边账流程

2. 医疗应收账款管理

医疗应收款主要包括医疗保险部门应付款和患者因自身经济等因素形成的欠款（图7-10）。个别医院只重视收入与工作量的增长，却忽略了欠费对医院整体运营的影响，对医疗应收款没有引起足够的重视。医疗保险部门都是按照先诊疗后拨款的原则：患者办理出院联网结报手续时，只需支付自付部分，而医保报销部分由医院先行垫付；次月，再由医疗机构向医疗保险部门提出拨款申请。随着全民医保的普及，参加城镇职工医保、居民医保及新农合医疗保险的人员越来越多。与此同时，国家先后出台多种方案，现已基本实现全国联网结报，这样医疗保险部门的欠款在医疗应收款中的比例越来越大。管理好医疗应收款就是管理好医院资金的周转，使财务报表的使用者能更好地做出预测与决策，保证医院健康、可持续的发展。

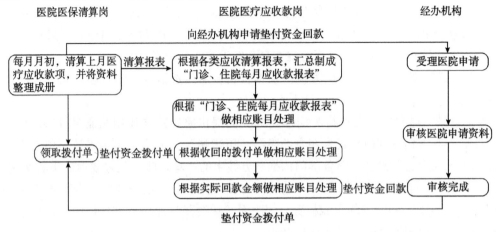

图 7-10　医疗应收款管理流程

二、医疗服务结算智能创新实践

（一）医疗服务结算现状及问题分析

医疗结算服务从原始的手工记账向电脑结算转变，标志着医疗结算服务信息化时代的到来。但此转变仅仅是简单实现了手工流程"自动化"，对于患者，仍需要在就医的多环节中奔走，医疗服务满意度调查的结果仍不尽如人意（表7-1）。

表 7-1　窗口结算服务满意度调查

内容	人次构成比/%
结算流程陈旧繁杂	83
窗口服务结算方式单一	47
窗口工作人员服务态度较差	15
结算窗口少	79

如何优化结算流程、提高工作效率、改善医疗服务、减少患者不必要的等待时间是创建良好医疗服务品牌最应思考的问题。

（二）医疗服务结算智能化背景

随着国家医疗改革的不断发展与创新，医院服务管理、患者的满意度已成为衡量医院综合实力的重要指标之一，各医院间的竞争早已从医疗设施、技术水平发展到优质服务和管理理念等综合实力的全面较量。2010年，卫生部颁发《改善医疗机构服务管理工作的通知》，要求各个医疗机构提前做好患者出院结算的准备工作，强化服务意识，积极改进出院流程，为患者提供及时、便捷的出院服务，使患者的出院结算等候时间不超过10分钟，力争做到零等候，其中有条件的医院可对出院患者实行"床旁结算"。

（三）医疗服务结算智能化模式简介

1. 自助机模式

除了医院日常精细化的管理及精准的医疗诊治，医疗服务的人性化、快捷化、便利化是目前发展的重要目标之一。随着医院信息化、数字化建设的不断深入，运用现代化管理手段、基于互联网技术和自助机结算相结合对传统业务流程进行改造，并将之较为广泛地在院内运行，相对于人工而言，使其具备了更加快捷及简单的操作及办理流程。目前主要表现为自助服务平台集挂号、缴费、打印、查询等功能于一体，包括自助建卡、挂号业务（现场挂号、预约挂号、预约报到及预约取消）、门诊缴费、费用查询、报告打印等，可真正让就诊者享受到就诊流程的"一条龙"优化服务。

2. "互联网+"模式

移动互联网高速发展，推动并颠覆着各行各业的信息化发展。医院信息化建设也日益朝着互联网的方向发展。近年来，医疗改革政策相继出台，在互联网潮流的推动下，正催生医疗事业向移动化、智能化、信息化前进。在技术及社会需求的共同推动下，"互联网+医疗"应需而生。依托"互联网+医疗"条件，多家医院都自主研发了App，利用移动通信技术和智能终端系统，实现医院医疗服务的创新，为患者提供优质的医疗服务，释放窗口劳动力，缓解现场窗口排队现象。

3. 银医直连模式

银医直连模式的开展可以很好地解决医院挂号排队时间长、就诊等候时间长、缴费取药时间长、就诊时间短的"三长一短"问题，优化和简化患者就诊流程，大大方便患者、减轻医院负担，实现银、医、患三方共赢。银医直连模式在医院的运用，不仅可以将银行系统与医院信息系统对接，采用银医直联与银行卡支付相结合的方式，实现全流程医疗信息交换和资金结算业务，还可以利用其强大的资金归集功能，在母公司结算账户与子公司的结算账户之间建立起上划下拨关系。其灵活的接入方式、清算模式和更加全面的流动性风险管理手段，实现网银互联，支撑新兴电子支付的业务处理和人民币跨境支付结算，实现本外币交易的对等支付结算，使医院结算及退款业务具有统一身份验证、跨行账户管理、跨行资金归集、统一财务管理等功能。

第八章

医院信息管理

当前，我国大部分的医院都实行了信息化管理，医院在信息化管理中也积累了较丰富的经验。医院信息化管理系统是医院走向现代化管理的必然途径，医院的信息化管理系统应用水平直接决定着医院的管理水平。本章围绕医院信息化建设的历史发展沿革、医院管理与医院信息化的关系、电子病历、医院数据资源利用、远程医疗和互联网医疗、医院信息化发展趋势展望等方面展开阐述。

第一节　医院信息化概述

一、概念

（一）相关概念

1. 医院信息化

信息化一般是指利用信息技术和手段，对数据的采集、传输、存储和分析过程进行管理，从而促进信息交流和知识共享的过程。医院信息化则是在特定的医院场景中，围绕医院的战略目标和职能定位，根据医院业务和管理需要，通过相关信息系统和平台的建设，保障医疗质量和安全，提高医院运营效率，促进医院精细化管理的过程。随着医院服务外延的不断扩展，远程医学、互联网医疗、患者服务体系建设也需要信息化的支撑。

2. 电子病历

医院信息化建设的核心是电子病历建设。狭义的电子病历是指电子化的各类医疗文书。广义的电子病历是指医务人员在医疗活动过程中，通过医院信息系统生产的文字、符号、图表、图形、数据、影像等数字化信息，并能实现存储、管理、传输和重现的医疗记录，是病历的一种记录形式。

3. 医院信息系统

医院信息系统是指利用计算机软硬件技术、网络通信技术等现代化手段，对医院及其所属各部门的人、财、物进行综合管理，对在医疗活动各阶段产生的数据进行采集、存储、处理、传输、汇总和加工生成各种信息，从而为医院的整体运行提供全面的、自动化的管理及各种服务的系统，以满足所有授权用户的功能需求。

医院信息系统有多种分类方法，一种较为普遍应用的分类如下：

1）医院管理信息系统。

（1）资源管理系统，包括人事管理、财务管理、后勤管理、药库管理、设备管理、

OA 管理等系统。

（2）医疗管理系统，包括医疗质控管理、护理管理、病历管理、院感管理、药事管理等系统。

（3）管理决策支持系统。

（4）各类辅助系统，包括科研管理系统、教学管理系统等。

2）临床信息系统。

（1）医生工作站系统。

（2）护理工作站系统。

（3）医技工作站系统。

（4）辅助科室工作站系统，如消毒供应中心、洗浆房、营养膳食中心等系统。

（5）临床决策支持系统，三个核心部分是人机交互、逻辑推理、知识库。智能决策支持系统是今后临床决策支持系统发展的方向。

4. 医院信息平台

医院信息平台是以患者电子病历的信息采集、存储和集中管理为基础，连接临床信息系统和管理信息系统的医疗信息共享和业务协作平台，是医院不同业务系统之间实现统一集成、资源整合和高效运转的基础和载体。主要包括以下功能组件：①注册服务；②电子病历与临床数据中心存储；③电子病历浏览器；④医院业务协同支撑服务；⑤医院信息交换层。

2012 年，卫生部发布了《基于电子病历的医院信息平台建设技术解决方案（1.0版）》，为医院的信息平台建设提供了可行的技术方案。其总体架构如图 8-1 所示。

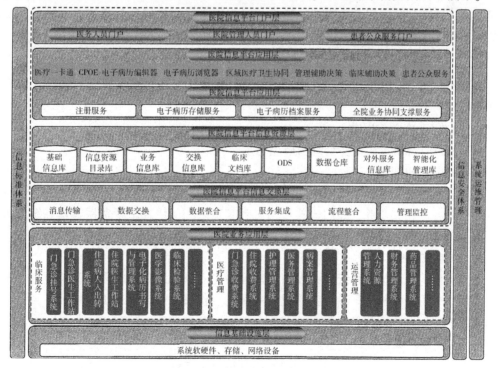

图 8-1　医院信息平台总体架构

5. 医院数据集成平台

基于 HL7、DICOM、CDA 等交换标准和 LOINC、SNOMED CT、ATC 等术语标准，采用消息队列的技术手段，将所有医疗信息系统数据集成形成统一的数据平台，构建以患者为中心的临床数据存储库和以管理为中心的管理数据存储库，通过数据分析和挖掘技术建立丰富的医学知识库，协助医务人员和管理人员在系统平台上随时访问所需数据，及时有效地做出判断和决策。

（二）医院信息化的意义和作用

医院信息化的核心是利用信息化的技术和手段，改变数据采集、传输、存储、分析和利用的形式，从而实现医院生产方式的改变。通过信息化，促进信息的传递和知识的共享；通过拓展业务工作模式、优化工作流程、提高工作质量效率、提升医院服务水平和最大化资源效益，实现医院生产力的变革。这些变革为医院构建一个高效的运行平台，营造科学合理的运行环境，受益者是患者、员工和团队。

医院不断发展的管理需求，推动着医院信息化的建设与发展，医院信息化在提高医院服务质量与效率、提升医院管理水平、促进医学研究与医疗技术发展等各个方面都将发挥积极的作用，良好的信息化建设与应用水平是现代化医院的标志之一。

二、医院信息化现状和发展历程

（一）医院信息化现状

当前，部分医院信息化发展较快的医院已经进入以电子病历为核心的医院信息平台建设阶段。这部分医院建成了或部分建成了医院各业务临床信息系统为了更好地实现信息的传递和知识的共享，医院信息平台的建设显得尤为重要。

（二）医院信息化发展历程和趋势

我国医院信息化建设与应用起步于 20 世纪 80 年代后期，其发展历程大约经历了以下 4 个阶段。

1. 20 世纪 90 年代以前

该阶段以计算机单机事务处理与应用为主。

2. 20 世纪 90 年代

该阶段开始进入网络系统应用，其覆盖的业务范围大多为以患者费用和医院人、财、物管理为中心的相关业务，如门诊挂号与患者收费系统、住院患者费用管理系统、医院药库药房管理系统、医院财务管理系统、医院设备物资管理系统的开发与应用。

3. 2000—2009 年

在该阶段，医院信息系统的开发与应用开始进入临床医疗、护理、医技检查等核心业务领域，部分医疗机构开始探索构建临床医生工作站、临床护理工作站、各类医技检查报告系统等医院临床信息系统。

4. 2009 年以来

医院信息化历程进入基于电子病历的医院信息平台建设的发展阶段。从目前的信息技术发展趋势和医院管理的需求来看，未来医院信息化建设的重点在以下方面：

（1）强化以电子病历为核心的医院信息平台建设，加强院内数据的共享利用，消除"信息孤岛"和"信息烟囱"，有效提高医院运行效率，保障医疗质量和患者安全。

（2）加强数据复用和知识提炼，通过大数据技术、人工智能技术等，提高医院科学决策和循证医疗实践水平。

（3）充分利用互联网技术，提高患者服务水平，促进医疗资源的合理利用和科学配置，适应医疗卫生体制改革要求。

第二节　医院管理与医院信息化

一、信息化是支撑医院管理的有力工具

（一）业务开展需求

医院的业务开展离不开信息化的支撑，各个业务系统的建设和发展是业务活动开展的有力支撑。

（二）高效率工作需求

基于信息技术提供的数据共享、信息提炼和知识发现，医院的业务和管理活动能够更高效率地开展，大量的重复工作、信息传递工作、分析总结工作可以由信息化提供支持。

（三）高质量工作需求

基于信息化提供的高效信息交互、知识库支持和统计分析支撑，医院医疗质量的合规性、有效性、一致性、安全性等能够得到有效的保障。

（四）运行成本和财务管理需求

通过信息化建设，医院的财务明细和业务系统的关联性得到有效保障，数据记录和分析更加准确有效，运行成本的核算更为高效、准确和深入，可对医院的运营管理提供支撑。

（五）资源配置和管理需求

通过医院数据的分析和预测，医院的资源配置更加合理和高效，医院的管理决策更加科学和准确。

（六）医药卫生体制改革需求

通过信息化建设，医院能够更好地契合医药卫生体制改革的要求，公立医院改革更加适应事业发展要求，区域内卫生资源的配置更为合理高效，从而能为人民群众提供更好的医疗服务。

二、医院信息化的核心要素

信息化管理需要在一定方法学的基础上，遵循相关的标准和规范，在合理的医院信息化组织架构下，有效组织人才及人才梯队的培养和建设，是现代医院信息化管理必不

可少的核心要素。

(一) 医院信息化管理的组织架构

伴随着日新月异的技术革命和行业认知水平的不断攀升，现代医院的信息化管理也与传统方式出现差异。总体来说，有以下特点：

(1) 以院领导为核心的医院管理决策层，开始更多的依赖"数据信息"做出有针对性的决策。

(2) 从以传统 IT 技术为中心的方式，逐渐转向以医疗 IT 技术为中心转变，如比以往更加关注互联网、大数据、人工智能等前沿技术。

(3) 从传统医院管理模式，逐渐增加一些高科技企业中提出的管理角色和岗位。

目前现代医院的信息化管理中，相对较为合理的组织人员构成，大体可按照如图 8-2 所示的架构进行设计。

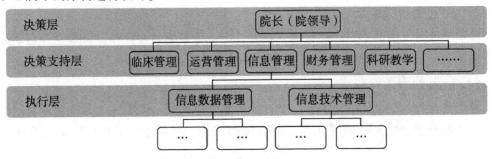

图 8-2　医院信息化管理和执行机构

信息管理：为院领导提供医院管理中信息方面的决策支撑，包括医院的信息技术、数据等，为医院最高决策层提供最直接最准确的信息支撑；为临床、运营管理、财务、科研教学等提供技术及数据信息的服务；组织并管理信息技术和信息数据。其可以视为现代医院管理中的首席信息官（chief information officer，CIO）。CIO 领导院内 IT 部门，并制订计划来处理越来越多的信息。一般情况下，在提交一个新的技术项目或系统更新之前，CIO 综合考评度量并为决策层提供最合理的信息化建议。

信息数据管理：为信息管理层提供信息数据的各种支撑，包括医院信息数据的收集整理、医疗信息数据的分析、医疗信息数据的统计建模，并完成相应的信息数据安全。其可以视为现代医院管理中的首席数据官（chief data officer，CDO）。一般情况下，现代医院的 CDO 负责带领团队与临床、科研教学、管理等核心部门进行沟通，并从信息数据层面上，给 CIO 提供最直接最准确的意见或建议。

信息技术管理：为信息管理层提供医疗信息技术的各种支撑，包括医疗信息化网络、设备，医院信息系统建设等，同时保障信息系统的安全及平稳运行。其可视为现代医院管理中的首席技术官（chief technology officer，CTO）。CTO 可以辅助 CIO 从战略角度管理基础设施及操作，而且也担当技术管理的职责，以非技术人员能够理解沟通的方式来说明技术。

(二) 医院信息化人才的梯队建设

随着科学技术的不断进步和医院信息化进程的不断发展，医疗信息化人才的缺口也日益增大。在现代医院的信息化团队中，仅了解计算机技术已经不足以胜任医院信息化管理的需要。对于医疗信息化人才的要求，已经从传统的计算机基础技术，拓展到对临床、循证医学、项目管理、医院管理等综合能力的要求。

在实际医院信息化人才中，很难做到某一个或几个人员具备这种综合能力，因此，一个现代医院信息化团队的最佳组成，往往是部分临床（或循证医学）人员、部分计算机人员和部分管理人员的共同组合。其人员占比可为4：3：3。以计算机技术为手段，通过临床（或循证医学）人员的临床专业知识，结合医院战略和管理思想，为现代医院的信息化管理提供最佳实践和落地场景。

第三节 电子病历与医院信息化

一、电子病历结构与功能

目前，对电子病历的定义及相关的概念还缺乏统一的认识。不同的国家、组织、机构及研究者对定义与表述也不尽相同。同时，电子病历是一个继续发展的概念，随着医疗信息化和信息技术的不断发展，电子病历相关的研究的深入。对电子病历的定义将不断地完善和更新。

电子病历是指医务人员在医疗活动过程中，使用信息系统生成的文字、符号、图表、图形、数字、影像等数字化信息，并能实现存储、管理、传输和重现的医疗记录，是病历的一种记录形式，包括门（急）诊病历和住院病历。

电子病历系统是指医疗机构内部支持电子病历信息的采集、存储、访问和在线帮助，并围绕提高医疗质量、保障医疗安全、提高医疗效率而提供信息处理和智能化服务功能的计算机信息系统。

在实际的应用中，电子病历通常指电子病历系统。同时，电子病历常与电子健康档案相互通用。有些研究者认为，电子病历是患者在医院或诊所的就诊记录；电子健康档案是患者一生的健康信息，是患者一生的电子病历的总和。为了更好地理解电子病历，电子病历在不同地域、组织和研究者中还可能使用以下不同的表述名称，如基于计算机化的患者记录、电子化患者记录、个人健康记录和电子医疗保健记录。

（一）电子病历的发展历程

20世纪60年代初期，美国的梅奥诊所和佛蒙特州医疗中心医院等就开始用计算机管理患者的临床信息，形成了电子病历的雏形。经过数十年的努力，电子化的病历不断地完善和发展。20世纪80年代，美国、西欧等地的一些大型医院都建立了电子病历系统。20世纪90年代，研发基于医院各个临床科室集成的电子病历系统成为电子病历发展的主流。为了更好地理解电子病历的发展，HIMSS Analytics［美国医学信息和管理协会（healthcare informationand management systems society，HIMSS）的一家非营利性附属机构］通过对电子病历的发展阶段的划分来认识电子病历的发展方向。HIMSS Analytics采用电子病历采纳模式将电子病历从低到高（0～7）划分为8个阶段。

（1）阶段0。实验室、药房和放射科均为实施信息系统，可能医院其他部门采用了信息系统，但未整合。

（2）阶段1。实验室、药房和放射科信息系统已安装。

（3）阶段2。建立了临床数据仓库，为医生提供提取和浏览结果的访问功能。该临床数据仓库包含受控医学词汇库和临床决策支持/规则引擎。

（4）阶段3。具备临床文档、护理记录、诊疗计划图和电子化用药管理记录系统。实现基本的临床决策支持。医生在放射科之外可通过内网或其他安全的网络进行访问。

（5）阶段4。计算机化的医嘱录入系统。临床决策支持系统是以提供医疗证据（循证医学）为基础的最新临床建议。

（6）阶段5。实现闭环式给药。使用电子化用药管理记录系统和条码或其他自动化识别技术，最大限度地保证患者用药安全。

（7）阶段6。实现完整的医疗文书（结构化模板）录入。达到高级临床决策支持水平；完整的医学影像存储与传输系统可通过内网向医生提供医学影像，取代所有传统的影像胶片。

（8）阶段7。全电子化病历，并与外部医疗机构实现信息共享。用临床数据仓库分析临床数据，以支持医疗质量和患者安全管理。

（二）电子病历的结构和功能

1. 电子病历的结构

由于电子病历的内容复杂，电子病历的定义缺乏统一的观点。不同的组织和机构对电子病历的结构也存在不同的表述和理解。电子病历的结构是指根据不同的需求建立病历的描述结构，其内容通常包括以下方面：

（1）病历编辑器。

（2）查询和显示。

（3）诊疗操作。

（4）质量管理。

（5）病历归档（病历管理）。

（6）统计分析。

（7）辅助决策（临床决策和医学知识系统等）。

（8）数据接口（互操作性）。

2. 电子病历的功能

目前，关于电子病历的功能还缺乏统一的定义。对电子病历的功能采用了不同的描述和表述。美国医学信息研究所（institute of medicine，IOM）提出电子病历的八项核心功能；ISO/TC 215 技术报告（第2版，2003）提出了电子病历的扩展功能；美国医学信息和管理协会将电子病历的功能概括为以下方面：

（1）在任何需要患者健康记录信息来支持诊疗时，能随时、随地提供安全、可靠和实时访问患者健康记录的能力。

（2）获取就诊和长期的电子健康记录信息。

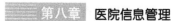

（3）在医生诊疗过程，起到主要信息源的作用。

（4）为患者制订诊疗计划和循证决策提供帮助和支持。

（5）获取用于持续诊疗质量改进、应用评价、风险管理、资源规划和绩效管理的数据。

（6）采集用于病案和医疗赔付的患者相关健康信息。

（7）提供纵向的、适当过滤的患者信息以支持临床研究、公共卫生报告和流行病学研究。

（8）支持临床试验与循证研究。

二、医院信息化基础设置建设

（一）硬件基础建设

医院信息基础设施建设中最基础同时也是最重要的是硬件基础建设。硬件基础建设直接决定了医院信息系统的强壮程度。硬件基础包括机房硬件、数据中心硬件、网络硬件、安全硬件、终端设备、音视频设备。

机房硬件中主要有机房装修、不间断电源、精密空调、消防设备四个方面。机房装修要求机房地面全部使用静电地板，机柜摆放区域地板使用钢架加固。机柜电源线部署在静电地板下，通过电源分配单元（power distribution unit，PDU）引入机柜内最终提供设备供电。机柜上方设置网线架，用于部署跨机柜网线。网线架旁需要布置光纤专用线架，将网线和光纤部署通道分开。不间断电源需计算出整体机房设备的功率并配备相应电池组。不间断电源需部署两组并保证线路供电中断后不间断电源通过电池供电不少于30分钟，为供电电源切换或开动发电机留出充裕的时间。精密空调用于保证整个机房内恒温恒湿。为保证整个机房温度均衡，需要在地板下部署空调冷风通道并通过地板孔洞输出冷风。消防设备采用阻燃气体灭火装置，并与烟雾感应器联动。一旦检查到机房内有烟雾产生，灭火装置将在瞬间将机房内部充满阻燃气体。气体灭火装置在达到目的的同时又保护了其他正常设备。

医院主要业务数据库推荐采用经典服务器架构，即服务器-光纤网络-存储设备。经典服务器架构的优点在于性能稳定、排除故障迅速、技术人员储备丰富。医院主要业务一般部署在此架构上，如医院信息系统、实验室信息管理系统、影像归档和通信系统等对存储有较高要求的系统都在此列。普通业务应用一般部署在虚拟化架构上。虚拟化部署方便灵活，部署周期短，对存储依赖度低。

网络硬件优先选用国际或国内一线厂家设备。网络设备性能稳定、换代速度慢。一旦开始使用，网络设备的使用时间通常在10年左右。使用过程中网络设备一般不轻易更换，因此网络设备的选型有严格的品质要求。有线网络一般承载医院的主要业务，如医院信息系统、影像归档和通信系统、实验室信息管理系统等。相对于有线网络，无线网络设备性能不稳定，更新换代速度快且投入高，一般用作有线网络的补充和供相关人员访问因特网使用。

安全设备通常包括防火墙、防病毒（软）硬件、审计（软）硬件。防火墙具备可精确到端口的访问控制能力，另外还有部分抵御攻击的能力。新型防火墙已加入内容过滤、恶意文件检测和 URL 过滤功能，此种防火墙统称为下一代防火墙。防火墙一般部署在医院的互联网总出口处、第三方机构出口处、分院出口处等边缘出口位置。防病毒（软）硬件一般部署在院内终端机或医院核心设备主干上。审计（软）硬件通常部署用于对操作系统、数据库、中间件的操作审计。

一般医院普遍采用个人电脑作为最终用户设备，原因是外设较多且扩展方便。外设一般有针式打印机、激光打印机、热敏打印机、加密小键盘、读卡设备等。现今手持终端、瘦客户机发展迅速可以实现个人电脑的部分功能，但仍然无法完全替代个人电脑。

音视频设备主要包括会议系统和远程会诊系统。

（二）网络架构

普通网络架构分为二层或三层交换网络。二层交换网络相对简单并易于部署和管理但仅适合小规模网络，一般终端在 1 000 个以内。三层交换网络结构相对复杂，部署和管理都有较高的要求。三层交换网络适合于中、大规模网络部署，一般终端数范围是1 000～20 000 个。

二层交换网络使用二层网络交换机作为接入层交换机并通过冗余聚合线路与 L3 交换机相连。L3 交换机作为核心层，所有的子网都终结在三层网络交换机上。整个网络中各子网络间无任何动态网络路由协议。

三层交换网络同样使用二层网络交换机作为接入层交换机并通过冗余聚合线路与三层网络交换机相连（图 8-3）。三层网络交换机作为汇聚层，子网按区域划分终结在对应的三层网络交换机上。汇聚三层网络交换机通过三层网络接口与核心层高性能三层网络交换机互联，并使用动态路由协议连接各区域的子网。

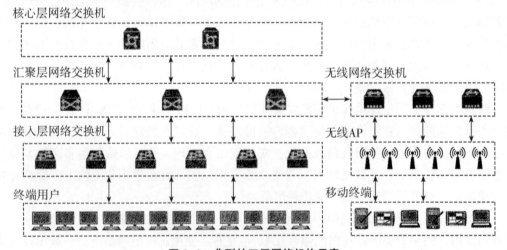

图 8-3　典型的三层网络机构示意

无线网络附属于有线网络并提供无线网络信号覆盖。对内主要服务于移动查房车、医疗手持设备；对外提供医院员工和病员家属的互联网访问。按转发方式，无线网络主要分为分布式转发和集中式转发两种，对于有综合性业务要求的无线网络一般采用集中式转发，如只提供互联网接入服务则多使用分布式转发方式。无线网带来便利的同时也带来的挑战。无线网络是一个完全开放的网络，如何做好无线接入的认证，如何判断合法接入和非法接入，如何依据用户分组分配相应权限等都需要在无线网络建设阶段就需做好应对。

由于技术力量不足，很多组织使用物理隔离的方式进行网络部署。物理隔离方式部署网络有以下特点：①成本高，需要建设两套完整的二层或三层交换网络；②管理复杂度高，一个组织通常建有内、外两套网络，甚至为内、外、安保三套网络；③效果不佳，无法完全隔离互联网威胁，内网杀毒软件无法按时更新导致病毒和恶意软件可快速传播；④内外网转换不够灵活，浪费大量的人力物力。

一个网络的规划通常对内外网进行逻辑隔离，使用命令或界面即可完成端口的内外网切换。内外部网络使用访问控制列表进行终端访问权限控制。终端到服务器、服务器到服务器间通信都将精确到相应端口并做记录和简要描述。部署缓冲（停火区）区域服务器实现互联网和内网的双重访问。在互联网总出口处部署新一代防火墙，对所有流经防火墙的数据进行应用级别的监控和过滤。

与第三方机构边界处部署防火墙，提供端口级别的访问控制。重要的第三方机构多采用不同运营商的双线路方式接入医院。医院核心网络设备部署网络态势感知设备并保持与安全服务提供商互联，随时监控院内网络异常流量。监控对象为网络传播的病毒、恶意软件、非法操作、网络攻击等。还可部署网络态势感知设备与杀毒软件进行联动。

医院业务服务器多采用数据库-应用服务器的方式，大型应用采用数据-应用服务器-网络服务器-负载均衡设备的方式来减轻数据库压力和应用服务器压力。运维人员使用多计算机切换器或堡垒机对服务器数据进行维护。

（三）系统的安全管理

国际标准化委员会给出的系统安全的定义是："为数据处理系统而采取的技术的和管理的安全保护，保护计算机硬件、软件、数据不因偶然的或恶意的原因而遭到破坏、更改、泄露，保证信息系统能够连续、可靠、正常地运行，使安全事件对业务造成的影响减少到最小，确保组织业务运行的连续性"。这个定义的安全涉及三个层面，即物理层面（硬件）、运行层面（软件）及数据层面（数据）；安全属性也有三个，即可用性（破坏）、完整性（更改）、保密性（暴露）。

在美国，信息安全一般只包含保密性，随着形势的发展，美国国防部和国家安全局都开始使用"信息保障"（information assurance，IA）一词，正如 IATF 和 NIST 800 系列中所使用的，安全属性也扩展到五个，即保密性、完整性、可用性、真实性和不可抵赖性。

在我国，《中华人民共和国计算机信息系统安全保护条例》（2011 年修订）第三条规定："计算机信息系统的安全保护，应当保障计算机及其相关的和配套的设备、设施（含网络）的安全，运行环境的安全，保障信息的安全，保障计算机功能的正常发挥，以维护计算机信息系统的安全运行。"这里所说的信息安全，先对安全对象进行划分，分成计算机、设备、网络、环境、信息和运行，然后分别保障各个部分的安全。

信息安全可分为狭义安全与广义安全两个层次，狭义的安全是建立在以密码论为基础的计算机安全领域；广义的信息安全是从传统的计算机安全到信息安全，安全不再是单纯的技术问题，而是将管理、技术、法律等问题相结合的产物。

1. 信息安全管理体系

信息安全管理体系分为三个层次，最核心的部分就是上层的安全策略，安全策略在整个安全体系的设计、实施、维护和改进过程中都起着重要的指导作用，是一切信息安全实践活动的方针和指南。模型的中间层次体现了信息安全的三个基本要素，即人员、技术和操作，这构成了整个安全体系的骨架，从本质上讲，安全策略的全部内容就是对这三个要素的阐述。当然，三个要素中，人是信息体系的主体，是信息系统的拥有者、管理者和使用者，是信息安全管理体系的核心，是第一位的要素，同时也是最脆弱的。正是基于这样的认识，安全管理在信息安全体系中就愈显重要，可以这么说，信息安全管理体系，实质上就是一个安全管理的体系，其中包括意识培训、组织管理、技术管理和操作管理等多个方面。技术是实现信息安全管理的重要手段，信息安全管理体系所应具备的各项安全服务就是通过技术机制来实现的。在模型的下层，是构成信息安全完整功能的防护、检测、响应、恢复四个环节，信息安全三要素在这四个环节中都有渗透，并最终表现出信息安全完整的目标形态。

概括来说，信息安全体系各层次间的关系是：在策略核心的指导下，三个要素紧密结合协同作用，最终实现信息安全的四项功能，构成完整的信息安全体系。信息安全体系的核心思想在于，通过人员组织、安全技术及运行操作三个支撑体系的综合作用，构成一个完整的信息安全管理体系。

2. 信息安全等级保护

对基础信息网络和重要信息系统按其重要程度及实际安全需求，合理投入，分级进行保护，分类指导，分阶段实施，保障信息系统正常运行和信息安全，提高信息安全综合防护能力，保障并促进信息化建设健康发展。信息安全管理工作要坚持从实际出发、保障重点的原则，区分不同情况，分级、分类、分阶段进行信息安全建设和管理。按照《计算机信息系统安全保护等级划分准则》的规定，我国实行五级信息安全等级保护。

第一级：用户自主保护级。由用户来决定如何对资源进行保护，以及采用何种方式进行保护。

第二级：系统审计保护级。本级的安全保护机制支持用户具有更强的自主保护能力。特别是具有访问审计能力，即它能创建、维护受保护对象的访问审计跟踪记录，记录与系统安全相关事件发生的日期、时间、用户和事件类型等信息，所有和安全相关的操作都能够被记录下来，以便当系统发生安全问题时，可以根据审计记录，分析追查事故责任人。

第三级：安全标记保护级。具有第二级系统审计保护级的所有功能，并对访问者及其访问对象实施强制访问控制。通过对访问者和访问对象指定不同安全标记，限制访问者的权限。

第四级：结构化保护级。将前三级的安全保护能力扩展到所有访问者和访问对象，支持形式化的安全保护策略。其本身构造也是结构化的，以使之具有相当的抗渗透能力。本级的安全保护机制能够使信息系统实施一种系统化的安全保护。

第五级：访问验证保护级。具备第四级的所有功能，还具有仲裁访问者能否访问某些对象的能力。为此，本级的安全保护机制不能被攻击、被篡改，具有极强的抗渗透能力。

计算机信息系统安全等级保护标准体系包括信息系统安全保护等级划分标准、等级设备标准、等级建设标准、等级管理标准等，是实行等级保护制度的重要基础。

信息安全等级保护安全基本要求包括技术要求、管理要求。技术要求包括物理安全、网络安全、主机安全、应用安全、数据安全等，管理要求包括安全管理机构、安全管理制度、人员安全管理、系统建设管理、系统运维管理等。

信息安全等级保护是安全工作的基本制度、基本国策，是国家意志的体现，是开展信息安全工作的基本方法，是促进信息化、维护国家信息安全的根本保障。

信息安全等级评测主要包括等级、建设、备案、测评、整改等环节。对信息安全等级每年开展自测评，三级以上系统，需请具有资质的第三方专业测评机构进行测评。三级系统每年测评一次，四级系统每半年测评一次。

第四节 医院数据资源利用

一、医疗数据的概念、内容、特征和价值

（一）医疗数据的概念和内容

医院信息系统分为医院管理信息系统和临床信息系统，随着业务活动的开展和系统的运行，积累了大量宝贵的数据资源。

从业务领域进行划分，医疗数据包含电子病历数据、医嘱数据、费用数据、检验检查数据、药品数据、耗材数据、医保数据、组学数据、随访数据、资源分配数据、管理绩效数据和健康管理数据等；从数据格式进行划分，医疗数据包含结构化数据和非结构化数据，非结构化数据有文本数据、音频数据、视频数据、影像数据、图像数据、流数据等，目前被利用的较多的是结构化数据，而非结构化数据中涵盖的宝贵知识急待开发。

随着云计算的兴起、物联网的加入和精准医学的推动，医疗数据正以前所未有的速度积累和扩张，目前正迈入医疗大数据的时代。

（二）医疗数据涵盖的特征和价值

医疗数据资源具有数据规模庞大、数据增长快速、数据结构多样和价值密度多维、数据可信性要求高、数据安全社会关注度高等特性。这些特性正好符合大数据的特征：大容量、多样性、时效性、准确性、高价值。

我国医疗信息化已有20年发展历史，初期的目标是事务管理和流程电子化，从基于模板的病历文档编辑器到以医嘱为核心的临床流程电子病历应用。如今，随着数据资源的积累和应用需求的不断升级，将数据通过深度挖掘转化为知识，是医院信息化发展的重要目标，基于知识库的智能医疗系统是电子病历应用的必然趋势。因此，对医疗数据资源进行挖掘分析，形成知识规则，服务于临床、科研和医院管理，是医疗数据资源利用的重大价值体现。

从临床科研角度看，医疗活动所产生的海量数据可支撑科研项目进行真实世界的探索，经挖掘分析形成的知识库可回馈于临床，进行疾病筛查、辅助诊断、治疗方案建议、风险预测和病情预报等，进一步对患者进行精准治疗。从管理角度看，对医疗数据的分析挖掘可支撑医院精细化管理，如进行患者量预测、住院时长分析等支撑运营精细化管理，通过质量指标后评价、病历相似度分析等支撑医疗质控精细化管理。

二、医疗数据的标准

医学信息标准化是指信息表达上的标准化，实质上就是在一定范围内人们能共同使用的，对医学领域内相关客体抽象的描述与表达。临床信息标准的建立就是为保证医学信息的有效传递、理解，以及互操作性，而其取决于语法、术语及语义三个层面。语法指通信的格式、结构及文法上应具有相同的结构，使不同系统或机构间的数据交换成为可能。术语是指在特定专业领域中，准确、一致地表达信息或概念，并对其提供特定编码的标准。术语中对各个概念及其概念间的逻辑关系描述则为语义，是用于传达通信的根本意义。如不具备语义上的互操作性，即使数据可以交换与共享，也无法保证接受者能正确理解及使用该数据。下面就主流医学信息学标准进行简要介绍。

（一）数据交换标准

数据交换标准是关于格式、数据元素、结构及文法的规范标准，使各个医疗机构在异构系统之间能够进行数据交互。

（1）HL7是标准化的卫生信息传输协议，是一系列的标准，涉及信息交换、软件组件、文档与记录架构及医学逻辑等。HL7汇集了不同厂商用来设计应用软件之间的通信标准格式。

（2）DICOM即医学数字成像和通信标准，其定义图像及其相关信息从图像设备的接口传入与传出，普遍用于影像归档和通信系统。

（二）术语标准

在医学领域，依据不同的开发策略及服务目的，建立了多套医学术语系统，具有代表性的有国际医学术语标准化研发组织开发的系统化临床术语集，以及美国国立医学图书馆开发的一体化医学语言系统。

（1）系统化临床术语集的发展融合了多个术语系统，其目前已成为最广泛全面的临床词表，涵盖临床医学的大多数方面。系统化临床术语集作为世界上主要的标准临床术语集，由于其可灵活地对临床术语进行表示，能反映临床术语间的逻辑关系，并具有以关系数据表形式组织等优势，因此在世界上30多个国家的电子病历、电子处方、医嘱录入及决策支持系统中得到广泛应用。

（2）一体化医学语言系统是对生物医学领域内许多受控词表的一部纲目式汇编，其主要应用领域是生物医学信息检索、医学自然语言处理及临床决策支持等。一体化医学语言系统的目的是建立一个整合的生物医学概念、术语、词汇及其等级范畴的集成系统，以便解决因各系统的差异性和信息资源的分散性所造成的检索困难。

（3）临床实验室观察结果标识符名称与代码系统为实验室和临床检查、相关医嘱及检查结果提供了一套统一的名称和标识符，从语义和逻辑上支持医学检验、检查结果的交换。

（4）国际疾病分类第十版是国际上通用的，根据疾病特征按照一定规则将疾病分门别类，并用编码的方法来表示的系统。其广泛用于医院临床诊断的分类、检索与统计。

（三）文档标准

文档标准表明何种类型的信息包含在文档中的何处位置。HL7 临床文档体系结构是用于临床文档的标准交换模型，具有特别结构和语义的临床文本标准。其为电子病历系统的实现提供了标准。

（四）概念标准

概念标准是使数据在不同系统间传输而保持原意的准则。HL7 参考信息模型为描述临床数据及其背景提供了一个框架，它是所有 HL7 V3 协议规范标准最根本的来源。

三、医院数据集成平台建设

随着医院信息化水平的不断提升，各医院业务系统逐渐走向专科化、专业化，继而建立起较独立的信息平台与系统。随之而来是医院数据的日益庞杂及无序组织，使数据标准化、各系统间的互操作性、医院及机构间的信息互联互通均面临极大的困难。

临床数据中心以数据应用为目的的数据组织方式，以患者的基本信息作为主线，将患者在医院里的历次就诊信息串联起来，供分析利用。医院数据集成平台作为科研平台，本身以临床数据中心作为数据源，通过 Hadoop 等大数据架构，以便捷地对海量数据进行查询与提取。临床数据中心围绕患者就诊，从医院信息系统、实验室信息管理系统、影像归档和通信系统、放射科信息系统、药品管理系统等业务系统的各个功能模块中采集人口学信息、诊疗信息与费用信息等，具体内容包括患者基本信息、入出转管理信息、症状与体征信息、检查信息、检验信息、治疗信息、处置信息、手术麻醉信息、影像信息、随访信息等，以及跨域获取和健康相关的外部环境数据、气象数据、体检数据等。根据采集来源不同，这些信息基本上可以划分为四大部分：

（1）临床数据资源，以病案首页、电子病历信息和医嘱信息为核心的患者个人信息以及诊疗活动概要信息。

（2）影像数据资源，以医学影像数据为核心的患者图像资料。

（3）各种组学数据资源，主要包含人群基因组、蛋白组等组学数据。

（4）科研随访数据资源，以临床学会或临床医生构建的病种及随访报告表单为数据源。

临床数据中心的目的是高质量的整合数据，其有以下特点。

1. 高度集成

通过建立统一数据接口或信息集成平台，系统将原有散在各系统的相关数据采集、清理、整合后放入 CDR。

2. 提升结构化、术语化水平

信息系统中包含文本、图片、影像、音视频等多种非结构化诊疗数据，必须通过各种识别技术，提高其结构化水平。在此基础上依据系统化临床术语集等，将结构化后的数据术语化，以应用其相关语义网络。

3. 建立标准字典库

建立统一的人员、科室主数据及术语编码服务，实现院内字典、卫生部医疗标准、国际医疗标准的统一访问和应用。支持国际疾病分类第十版、系统化临床术语集，支持XML 输出标准、HL7 接口标准等，以达成医院内部各系统及外部各上报系统间数据交换时语义级别的标准化。平台应对交换数据中的字典数据做映射转换。

4. 患者统一视图

建立患者唯一主索引以关联患者所有的诊疗相关信息，包括社会信息、过敏信息、家族病史、历次诊疗信息、检验检查信息、随访等诊疗及预后信息、历次电子病历、医嘱收费情况等，同时还可将相关的人员（如家属）的信息进行关联，便于关联分析家族病史与职业病成员的病史。通过患者唯一主索引的建立实现以患者为中心的角度，从时间维度、诊疗事件维度、主要疾病和健康问题维度这三个维度构成的立体视图，进行全生命周期的纵向临床记录浏览，关注患者的整体健康状况和临床信息。

5. 构建临床数据仓库模型

基于 HL7 V3 RIM 并参考基于临床的电子病历等相关标准，构建临床数据资源的数据模型，采用成熟的数据库技术及领域模型，实现业务数据的有机整合，并将其转变成各种有价值的信息，以帮助医院实现持续的质量改进和服务创新。

6. 主题数据集及科研平台

在整合的临床数据库的基础上，逐步建立基于疾病、治疗、卫生经济、医生、患者等各方面的主题数据集，为医务人员提供完整、统一的数据展现及一体化科研平台。

四、基于数据集成平台的应用案例

（一）临床应用

1. 临床诊断决策

传统的临床诊断中，医生凭借症状问询、个人实践、检验指标、图像解读进行判断，难免会存在质量与效率的问题。随着医疗领域信息化技术的飞速发展，疾病的诊断和治疗已经不完全由临床医师的个人经验所决定，而是需要有科学证据的支撑。医学知识工程和数据挖掘研究中的热门领域——临床决策支持系统（clinical decision support system, CDSS）应运而生。

CDSS 源于医学专家系统。早期的 CDSS 主要是通过模拟经验丰富的医学专家，依赖医学专家的经验总结和人工抽取整理形成医学知识。现代 CDSS 利用海量医疗数据，不仅对现有医学知识进行验证，而且致力于发掘隐含的、未知的医学知识。通过对通过大数据分析研究所制定的 CDSS，根据医疗知识和临床数据对病例进行分析，一方面为临床医生提供辅助决策支持，有效降低医学错误的发生率；另一方面简化诊断判断过程，提高诊疗效率。

世界上第一个功能较为全面的专家系统是 MYCIN，1976 年由美国斯坦福大学开发用于细菌感染病诊断的专家咨询系统，它通过与医生交流，获取患者的症状、病史及各种检查结果，可在诊断治疗不齐全的情况下进行初步判断，给出诊断结果。随后，1982年美国匹兹堡大学发表了著名的 Internist-I，一个用于内科疾病诊断的专家系统，其知识库中包含570多种内科疾病，超过4 000种症状。进入21世纪后，CDSS持续高速发展，同时融合人工智能、知识工程和计算机信息技术。近些年，国内也涌现出一大批基于数据挖掘的CDSS。例如，利用关联规则挖掘方法，实现了恶性孤立性肺结节影响诊断规则的挖掘，通过对恶性孤立性肺结节病例的CT图像挖掘得出810条诊断判断规则，验证了关联规则算法挖掘出来的诊断规则与临床公认的诊断规则是一致的。除此，数据挖掘中的决策表近似算法、基于时间的序列决策树模型等方法都已被运用到临床诊断决策系统中。

CDSS已经成为大数据技术在医疗领域的重要应用。利用数据挖掘得出的医学知识能够有效提升疾病诊断的准确率，为患者带来更加优质的医疗服务；通过对决策过程、环节进行记录与分析能够为医疗行为监管、解决医疗纠纷、发现诊疗决策支持系统中存在的问题环节、完善诊疗决策支持系统的功能提供依据。

2. 个性化治疗

医疗服务实现无线化后，数字采集技术与医学治疗技术相结合，能够持续跟踪患者在院内和院外的复杂生理指标，甚至一些数字成像指标。2011年，伊利诺伊大学的学者发表了一篇文章，提到了他们在芯片文身方面的最新成果：他们发明了一种可以与皮肤直接结合的芯片，这种芯片具有很强的伸缩性，只要安置在适当的肢体部位，就能捕捉到个体的心率和心律、血糖、肌肉活动，甚至脑电波。

以往患者和医生从未获得过的数据，现在每时每刻都从不同的数据采集端源源不断地出现在人们眼前。数据工程师将采集到的各种数据汇聚到人群健康管理系统中，个体的生物学信息、既往史、家族史、诊疗记录、健康体检结果能随时被有权限的医疗服务提供者所查看。药剂师在全面了解患者病情和个体信息后，可以针对病情开出更精准更个性化的处方；急诊出诊前医护人员就能提前看到患者当前的生理指标、既往的病史及近期健康状况，针对出诊患者备好施救人会员、救护仪器和药材等。与此同时，面对面的问诊、开医嘱、阅片工作量将大大减少，患者与数字化医生之间的虚拟互动将大幅增加。

（二）医学研究

1. 指南研究

指南的目的是改善临床医疗水平。目前，国内外对同一病种的诊治方案各异，各学会不同，都不是十全十美。系统地结合当前所有的科学证据及临床医师的诊疗经验，并根据患者的实际状况形成临床有效，具有可操作性的诊疗方案，不断改进原有的临床指南，让医疗水平不同的地方都能得到同质的医疗指导，改善全民医疗健康。大数据技术的发展为指南的研究提供了无限可能，医疗健康大数据覆盖许多国家或者地区、医院、卫生机构及所有人群，通过医院、卫生机构、穿戴设备等所记录的诊疗过程、临床诊断、病程记录、医嘱信息、检验检查结果等都是患者的真实记录，蕴含着极高的价值，背后隐藏着人类未知的医学知识和待挖掘的指南信息。

2. 医药研究

当代社会互联网技术飞速发展，可穿戴设备随处科见。除了医疗服务机构的医疗就诊信息，各种移动采集终端还可以收集到患者不同时期的生理水平、网络购药行为、网络医药咨询等数据。这些数据如果都被人群健康数据中心统一管理起来，那么患者可以随时随地查看自己的就诊信息、用药信息、诊疗结果。医疗机构也可以有效地掌握病情变化，侦查到微小的生理变化等，针对性地调整患者用药信息，在最适合的时间给患者使用最合适的药品，产生最优的治疗效果。同时，基础科研人员也能更充分地研究各种药物的作用机制、适应证、配伍禁忌等，使药物能够更精准的服务于各类人群。

3. 管理决策

1）支撑医院运营管理的数据应用系统。

对于医院管理来说，管理的中心是运营，运营的重点是决策，而决策分析的基础是准确的数据指标。医院运营决策分析有四个步骤：一是收集决策所需数据和指标，二是进行分析和预测，三是进行决策程序，四是决策计划实施 PDCA。

针对医院运营管理常规决策需要，可将所需数据和指标进行梳理，形成医院医疗财务管理指标、医院资源管理和医院服务管理等医院运营管理所需的一系列指标，构建医院运营管理指标分析系统，从医院管理数据中心中抓取与运营管理相关的数据形成应用主题，嵌入分析、预测等统计模块和监控模块，支撑医院管理者基于真实数据的运营决策行为。

（1）医院财务管理指标分析系统。医院财务管理指标包括医院总收入、医院总支出、门诊收入、急诊收入、住院收入、药品收入、材料收入、治疗收入、药占比、材料占比、门诊患者人均费用、门诊患者药占比、出院患者人均费用、出院患者药占比、出院患者材料占比、出院患者每床日费用、门诊每诊费用等。医院财务管理指标数据来源于医院收入分析主题和药品耗材使用分析主题。医院收入分析主题支撑医院管理者在患者来源、收入结构等方面的变化掌控，基于数据设定管理指标辅助医院控制药占比、材料占比；从开单科室、接收科室、费用时间、就诊类型、开单医生和执行人等角度分析收入等情况，通过医嘱数量计算科室和个人的工作量等；通过患者的费用信息归集监控门诊次均费用、门诊次均药费、出院次均费用的变化，以控制费用增长，减轻病患负担。药品耗材使用分析主题是为了建立药品、耗材的用量统计，促进药品、耗材的流通过程透明化，满足供应链的科学决策要求。

（2）医院资源管理指标分析系统。医院资源管理指标包括卫生技术人员数、医护比、管理人员数、工勤技能人员数、床位数、医师与床位数之比、耗材占比、护士人员数、医护之比、平均床位周转次数、病床使用率等。医院资源管理指标数据来源于床位资源利用分析主题和人力资源分析主题。床位资源利用分析主题通过对床位数、床日数、床位费的理论值和实际值进行比较，提供床位数据异常情况的分析和预测。人力资源分析主题提供各类人力资源信息，针对护理人力，可通过护理医嘱的系数测算病房所需配置的理论护士数量，支撑护理部配置护理人力资源。

（3）医院服务管理指标分析系统。医院服务管理指标包括出院人次、门诊人次、急诊人次、手术台次、门诊预约人次、专家门诊人次、门诊开诊人次、门诊预约比例、每诊人次、出院患者平均住院日、手术患者术前等待日、出院患者占用总床日数、门诊患者外国外省外市人次比例、出院患者外国外省外市人次比例、门诊患者初诊人次、门诊患者复诊人次、门诊双向转诊转上人次、住院双向转诊转下人次、门诊入院证开具数量、急诊入院证开具数量、每百门急诊人次入院比例等。医院服务管理指标数据来源于门诊就诊主题、住院就诊主题、急诊就诊主题、患者来源地分析主题和入院服务分析主题。门诊就诊主题是基于门诊业务的综合数据分析模块，对门诊就诊过程中从办卡、挂号、就诊、取药（检查）、开入院证等流程的分析管理。住院就诊分析主题从患者科室、专业组、患者费用、出院情况、患者病种、手术方式等多维度分析出院患者情况。急诊就诊分析主题需梳理现有急诊业务和急诊流程，形成满足急诊需要的工作量、收入构成、时间段等分析指标。患者来源地分析主题主要抓取系统中多处地址来源，利用文本挖掘技术处理非结构化内容，并探索优先级策略将多处地址内容聚合为一个可供统计分析的结构化地址。入院服务分析主题从患者病情急缓、医院资源使用的角度分析门急诊患者入院情况。

2）支撑医疗业务质量管理的数据应用系统。

医疗业务质量管理是医院管理的核心内容和永恒主题，是医院管理活动的首要任务。医疗业务质量管理是不断完善、持续改进的过程，体现在医院的各项管理工作中：第一步是建立质控管理组织架构，明确职责；第二步是健全各类质控规章制度；第三步是建立切实可行的管理方案。

医疗业务质量指标分析系统的目标即是根据医院医疗业务质量管理相关要求，从医院管理数据中心中抓取与医疗质控相关的数据构建应用主题，形成手术安全管理、合理用药管理、重返监控、病历书写管理等系列指标，构建医疗质控管理知识库，支撑医疗质控部门监控医疗风险，从而保障全院各科的临床诊疗质量。

（1）手术安全管理指标分析系统。手术安全管理指标包括出院患者择期手术人次、出院患者急诊手术人次、出院患者围术期死亡人次、手术患者并发症发生人次、NNIS 分级手术人次、无菌手术感染率、无菌手术甲级愈合率等。手术安全管理指标分析系统整合病案首页数据、电子病历手术记录单数据、手术器械清点单数据和手术排程数据等，支撑医院质控管理者在手术并发症、手术危险分级和手术感染方面，及时了解各科情况。

（2）合理用药管理指标分析系统。合理用药管理指标包括门诊处方数量、门诊处方金额、门诊单处方费用、门诊基药处方比例、门诊人均药嘱笔数、急诊处方数量、急诊处方金额、急诊单处方费用、出院患者抗菌药物使用强度、出院患者使用三线抗菌药物送检率、急诊静脉使用抗菌药物人次、抗菌药物使用品规数、出院患者使用抗菌药物比例等。合理用药管理指标系统整合病案数据、处方数据和抗菌药物医嘱数据形成分析主题。就住院患者而言，可分析不同药理属性的抗菌药物消耗量、使用强度、患者使用抗菌药物占比，以及在抗菌药物使用前是否有微生物送检、Ⅰ类手术预防使用抗菌药物比例和抗菌药物费用等；就门急诊患者而言，可分析不同药理属性的抗菌药物消耗量、抗菌药品使用人次等；还可通过对处方量、处方金额的分析进行合理性处方点评。

（3）重返监控管理指标分析系统。重返监控管理指标包括出院患者当日非计划再入院人次、出院患者两周内非计划再入院人次、出院患者一月内非计划再入院人次、出院患者自动出院人次、手术患者非计划再次手术人次等。重返监控管理指标分析系统整合病案数据和电子病历手术记录数据，可从重返医院和重返科室两个层级统计重返指标，通过钻取到病人明细进行非计划重返原因的进一步分析和挖掘，加强与临床沟通的及时性，以期降低医疗风险。

（4）病历书写管理指标分析系统。病历书写管理指标包括病程书写相似程度、诊断部位一致性程度等。病历书写管理通过机器挖掘算法，提供病程相似度、治疗部位一致性等病历书写结果指标结果，为病历质控人员提供病历书写内容的监控和评价功能，降低医疗风险，减少医患纠纷。

3）支撑医保管理的数据应用系统。

在我国医疗保险对患者覆盖范围越来越大的同时，对医院的医疗行为管控政策也越来越多。医保管控政策除了总额控制，还有单病种付费、特殊疾病管控及智能规则审核扣款等措施，通过医保政策倒逼医院加强费用控制、减少不合理支出、有效利用资源。

在越发严格的监控体系下，医院必须加强自身管理，在规范医疗行为、减少医疗费用的同时，必须实时关注医保金额的使用情况和结余情况。医保数据综合管理分析系统整合医保患者基本信息、实发医嘱数据和经医保联网结算后返回医院的医保数据，以适应数据分析的模型存储数据。

医保数据综合管理分析系统将医保政策相关信息与医院实际医疗行为数据整合分析，构建合理控费的医保规则知识库，在医生诊疗过程中进行智能数据监测以及预警预测等，辅助医院医保控费管理。通过数据分析，一方面将赋予医保管理者实时监控医院、患者、医保经办机构各方状态的洞察力，另一方面也对医保管理工作起到流程优化和质量提升的实际意义。系统可从病种、科室和医保类型等角度分析不同的医保患者发生总费用中申请报销占比、自付占比和患者重返率等情况，可对总控指标进行管理，通过数据分析确定下一年度（季度）合理的总控指标，并通过已发生费用情况，对可能存在的扣款风险进行控制。还可通过数据分析比较，辅助病种费用控制、辅助科室绩效指标设置与管理。

第五节　远程医疗和互联网医疗

一、远程医学的发展历程

远程医疗信息系统在国内的建设与应用大致经历了四个阶段。

（一）起步阶段

我国具有现代意义的远程医疗活动开展和远程医疗信息系统的建设兴起于 20 世纪90 年代，多个由行业主管部门主导的远程医疗信息系统相继进行建设并投入使用，其中影响较大的有全军远程医学信息网（解放军总后勤部"军字二号"工程）、国家卫生信息网络（原卫生部"金卫工程"）、卫生卫星科技教育网（原卫生部"双卫网"）、上海市白玉兰远程医学网（原上海市卫生局组织）等，这些远程医疗信息系统多采用当时先进的 DDN、ISDN 或卫星通信手段，进行文件与音视频的实时传输，开展远程医疗业务。

这个阶段的远程医疗信息系统多基于各类专用通信线路（DDN、ISDN、卫星线路）的视频会议系统构建的产品。现在看来，这些当时的系统主要存在如下问题：一是这类系统多采用点对点的专用通信线路，线路带宽低（128～512 kB/s，低于目前普通家用互联网线路带宽水平），导致图像清晰度低；二是专用通信线路租用资费昂贵，对于当时的基层医院每月数千元的通信线路费用，是一笔不小的支出。

（二）医院主导阶段

我国远程医疗经过 10 多年发展，到 2005 年左右，国内多个大型医院纷纷开展以本院为中心的远程医疗信息系统建设，通过自建的远程医疗信息系统为其他医院提供远程医疗、远程医学教育等服务内容。以下三方面的原因，促成了城市大型医院建设、各级医疗机构应用远程医疗信息系统的热潮。

（1）1999 年 1 月，卫生部颁布了《关于加强远程医疗会诊管理的通知》，该通知对开展远程会诊的医疗机构资质、人员资质、收费依据、患者知情同意、医疗责任划分等比较重要几个方面内容做了简要的规定。该通知第七条规定"会诊医师与申请会诊医师之间的关系属于医学知识的咨询关系，而申请会诊医师与患者之间则属于通常法律范围内的医患关系。对患者的诊断与治疗的决定权属于收治患者的医疗机构。若出现医疗纠纷仍由申请会诊的医疗机构负责。"通常远程医疗会诊双方医生在会诊前缺乏必要的沟通，在采集会诊病历资料的过程中，受邀请方医院医生的技术水平和本院医疗技术条件等因素的影响，往往会遗漏一些他们认为并不重要的信息，影响了会诊专家对患者病情进行全面、准确的了解；由于专家不能亲临现场，在查体诊断中的几大要素（望、闻、叩、听）也都出现了缺失；远程会诊传送的常见医学影像资料也会存在图像清晰度、对比度不足的不足，与亲自阅片相比会影响诊断的准确性。《关于加强远程医疗会诊管理的通知》对于打消医院和医生的顾虑，推动大型医疗机构和高水平的专科医生参与到远程医疗活动中来，发挥了巨大的作用。

（2）随着我国从 20 世纪 90 年代后期开始的"电信拆分"，到 2004 年以来的"电信重组"，打破了固定电话、移动电话、互联网接入等领域的市场垄断，电信运营商之间的市场竞争日趋激烈，互联网基础设施建设获得了长足的进步，互联网线路带宽、稳定性快速提升，资费水平大幅度降低。

（3）我国信息产业近年来高速发展，医疗卫生行业的信息化建设与应用水平稳步提高，大型医院已有能力部分或完全依靠本院信息技术团队设计、建设、升级、维护支撑一般远程医疗服务开展的远程医疗信息系统。在大型医院建设与应用远程医疗信息系统的热潮中，比较成功、有社会影响力的案例有四川大学华西医院的华西远程医学网络平台、解放军总医院远程医学网、广州中山大学附属第一医院宽带远程医疗网、上海复旦大学医学院远程会诊系统等。大型医疗机构的主动参与，大幅度促进了我国远程医疗信息系统在各地区、各级医疗机构的应用，为解决我国经济社会发展不均衡，优质医疗资源大都集中在东部发达地区和大城市，中西部地区和农村医疗资源相对不足，群众看病难的突出问题，起到了明显而积极的作用。

这个阶段远程医疗信息系统多由各个大型医院独立建设，封闭应用，系统互不兼容。某些基层医院甚至同时拥有五六套不同的远程医疗信息系统终端，才能与不同的大型医院分别开展远程医疗业务，而这些远程医疗信息系统终端的大部分功能都是类似的，导致基层医院重复投入。

（三）政府推动阶段

2009 年 4 月，国务院发布《关于深化医药卫生体制改革的意见》，明确提出"积极发展面向农村及边远地区的远程医疗"，并提出资源整合、统一高效、互联互通、信息共享的建设原则。2012 年 5 月，国家发改委印发的《"十二五"国家政务信息化工程建设规划》提出要"推动远程医疗试点"，"提高远程医疗服务能力，促进医疗卫生公共服务均等化，满足人民群众多层次、多样化医疗卫生需求"。2012 年 7 月，国务院印发《国家基本公共服务体系"十二五"规划》，要求"推进基层医疗卫生信息化建设，建设三级医院与县级医院远程医疗系统，加强公立医院信息化建设"。

2010 年，卫生部、财政部利用医改补助资金启动了着眼于提高中西部和农村地区医疗服务水平，方便群众看病就医的远程会诊系统建设项目。各省、自治区也规划和建设了一批省级远程医疗信息系统建设项目。这些项目所建设的远程医疗信息系统除了能支撑开展比较成熟的远程会诊、远程教学活动，还支持开展远程监护、远程手术指导、远程病理诊断等高端远程会诊服务。

这一阶段远程医疗信息系统建设特点有：打破大医院主导的独立建设，业务封闭模式，各级政府出资建设与维护开放的远程医疗信息系统平台，各级医疗机构均可加入平台开展远程医疗业务；卫生部配套发布的《2010 年远程会诊系统建设项目管理方案》《2010 年远程会诊系统建设项目技术方案》对于各地区的远程医疗信息系统建设工作具有明确的指导作用，各系统的建设、管理、运行、技术方案比较接近，标准化程度相比过去系统建设有了较大的提高。

远程医疗信息系统的建设与应用不仅在医疗机构日常医疗、教学业务开展过程中已具备成熟的应用模式，21 世纪以来我国历次重大自然灾害发生时，应急医疗过程中也发挥了不可替代的独特作用。

（四）互联网医疗兴起阶段

从现有的远程医疗和互联网医疗各种定义中涉及的各组成要素看，二者在目的、方式、技术、主体、客体上均体现出一致性。因此，从该角度远程医疗等同于互联网医疗。目前，医疗机构互联网医疗的应用功能主要包括移动技术改善院前、院内、院后患者服务体验，改善促进医患双方的交流沟通，等等。

我国互联网医疗的发展有以下特点：从后台的、技术的支持性工具，转变为直接服务于患者、直接影响其获得感的重要渠道；从医疗服务外围向核心渗透，从单纯流程领域向具体诊疗领域拓展；互联网医疗企业应用模式产品功能综合性不断提升，从单一到综合，从垂直单点到就医全流程覆盖；移动互联网用户规模逐年增长，互联网医疗发展趋势向移动端倾斜；互联网医疗企业应用模式从线上向线下自建或合作诊所扩展。

关于医疗机构如何开展互联网医疗，我国在技术、政策、法规、实际应用方面还需不断创新和完善。

二、远程医学系统的功能组成

（一）远程会诊

在经济急速发展的驱动下，我国医疗服务的需求也日趋增长。但是，我国沿海与内陆、城市与农村的经济条件、医疗服务水平存在较大差距，使有限的优质医疗资源在满足众多人口医疗需求的过程中显得捉襟见肘。

发展远程医疗服务，正是解决上述的问题的有效方案。作为远程医疗业务的基础业务，同时也是核心业务，远程会诊实现了优质医疗资源的辐射和下沉，让更多的人享受到优质的医疗服务。

远程会诊，可以阐释为通过电子邮件、音视频网络通信、传真、电话等通信方式，医生在异地为患者完成病历分析、病情诊断，进一步确定治疗方案的治疗方式。远程会诊，由于申请方和受邀方往往地理位置相隔较远，因此可大致分为三个组成部分：医疗服务提供方，医疗服务需求方，会诊系统及其他辅助诊疗设备。

目前，远程会诊在放射学、超声学、病理学、心脏病学、外科学、精神病学、护理学等学科中都有应用。传统的远程会诊一般以医疗机构为单位，会诊中心作为独立科室，根据不同临床科室参与会诊可分为单科会诊、多科会诊等。

现代远程会诊的开展通常基于信息系统的支撑。其中一种常见的会诊的流程如下：首先，申请方提出会诊申请，同时准备患者的相关资料（包含患者基础信息和辅助检查信息）；然后，受邀方对会诊申请进行审核，检查患者基础资料和上传的辅助检查信息完整性，并安排会诊时间；最后，申请方和受邀方根据约定的时间进行音视频在线会诊，线上完成对患者的诊断建议或者诊疗服务。

根据远程会诊过程中包含的医疗行为不同，往往需要不同程度的线上认证机制，现今比较常见的方式是在线数字认证，通过在线数字认证来保证远端会诊的医务人员身份有效性和其医疗行为的有效性。

目前，很多医疗机构在传统远程会诊的基础上，结合地区及自身特点，衍生出联合门诊、联合查房、专科会诊等业务，扩大了传统远程会诊业务的适应性，进一步地丰富了远程会诊的内涵。

联合门诊，将传统的会诊模式扩展到门诊业务中，各级医务人员同时在线上为患者提供诊疗服务，让患者在下级医疗机构享受到上级医疗机构专家的门诊服务。

联合查房，通过查房车、联合查房系统等设备支持，将住院环节中的查房活动挪到线上，可满足疑难病例讨论、教学型查房等需求。

（二）远程教学

医学远程教学，是广义远程教育中医学方向的一个分支。

首先，远程教学是"institution-based"，即"基于组织机构的"，这里教学活动的组织者是大学或大型医院；其次，远程教学是"integrated-education"，是完整的教育，有完整的教学安排、考核机制；最后，远程教学是"spatial-isolation"，即"空间隔离"的，明显有别于传统教学，教学方和学生、学生和学生之间均是分离的，也使教学过程更加依赖于网络通信系统的支撑。

远程教学根据其教学形式不同，可分为远程学历教育和远程继续教育。而由于医学的特殊性、专业性，目前还有没开展在线的远程学历教育，所有医学远程教学均为继续教育形式。

以上两种远程教学均针对医生群体，而针对患者群体的，一般称为远程健康教育。通过远程教学的基本方式，对普通人群或患者人群进行医学知识的普及，或者是针对慢患者群进行慢病预防、康复知识的讲授。

三、互联网医疗服务

随着信息技术、互联网技术、云计算、大数据的发展，医疗行业迎来了一场互联网变革。从早期的医疗业务系统信息化，到远程医学的兴起和发展，再到智能诊断、医疗大数据、医疗云平台，互联网一步步改变着医疗的传统业态。

早期的数字医疗，通过互联网解决医疗机构内或者医疗机构间的通信、共享需求，尝试信息系统的"互联网化"，可以说是互联网医疗的前身。20世纪70年代，日本医疗行业提出了共享的医院信息系统的设想，并于80年代末90年代初实施了"国立大学医院医疗信息远程传输网络系统计划"；欧盟国家也同期实施了"欧洲健康信息网络战略计划"。

互联网医疗的业务主体是医疗，而业务承载主体是互联网。目前，不管是国内还是国外，许多互联网巨头已经将大量精力投放到医疗领域，进行新环境下互联网医疗的布局。据统计，2015年，美国约向医疗健康领域的创业公司投资40亿美元；同年，中国"两会"政府工作报告中，提到大力支持互联网健康领域的发展。国务院2015年发布《关于积极推进"互联网+"行动的指导意见》中，也明确提到以互联网为载体，加速医疗、健康行业的发展。

中国的互联网医疗行业经过1年的井喷式发展，伴随着互联网应用的推陈出新和医疗服务需求的变化，面向患者的互联网医疗应用大量涌现，诸如即时在线问诊、签约家庭医生、疾病风险评估、互联网穿戴设备等互联网医疗业务应运而生。而这样"粗放"式的发展方式仅仅迎合了互联网时代的趋势。从回到本质"医疗服务"来看，必然需要更多规范、严格的约束。2017年，国家卫计委发布《关于征求互联网诊疗管理办法（试行）》（征求意见稿），对没有开展医疗业务资质的互联网医疗机构和医疗服务模式叫停。从国家的政策导向可以看出，发展潜力巨大的互联网医疗，应该以医疗服务作为核心。

互联网医疗在经历了快速发展期之后，进入了目前更加平稳、健康的发展阶段。

四、远程重症监护与双向转诊

重症监护病房（intensive care unit，ICU）是医院对重症患者进行集中监护、治疗等医疗活动的重要临床科室，也是重症医学学科的临床基地，它对因各种原因导致的具有生命危险或潜在高危风险的患者提供及时、系统的医学监护和诊疗技术。重症患者抢救、治疗、康复过程的不确定性、复杂性和连续性，决定 ICU 需配置专业的人员，且费用昂贵、技术专一，保证为重症患者提供规范系统的高质量的生命支持。尽管 ICU 在危重症监护、救治方面的作用不可替代，但是对于许多潜在高危风险的患者以及慢性重症患者的观察和处理仍然难以全面顾及，这类患者长期占用床位，极大地浪费了医疗资源，同时又使那些需要进行临时监护的患者难以得到及时治疗。

专业化的 ICU 需要很高的投入来建设和维持。基层医疗机构医疗由于受到设备、技术及人才等限制，救治水平普遍不高，而转运至上级医院或请求上级医院专家会诊又受到距离、时间和费用等因素的制约。建立远程重症监护系统可以解决此临床难题。

整个远程重症监护系统由上级医院重症监护中心、基层医疗机构的重症监护病房和远程重症监护网络平台组成。上级医院的重症监护中心配有中心服务器和会诊工作站，基层医疗机构重症监护病房配备的远程重症监护终端设备，包括床旁监护仪和移动工作站，移动工作站与基层医疗机构的系统对接以获取患者的各项检查信息。

重症监护中心的医疗团队由上级医院重症医学科的主治医生以上级别医生组成。基层医疗机构对重症患者进行 24 小时常规监护，床旁监护仪可实时传输重症患者生命体征（心电图、心率、血压、脉搏、呼吸、血氧饱和度、体温）至监护中心，出现异常立即告警。当患者需要远程会诊咨询时，基层医疗机构医生通过移动工作站向平台发出请求，同时上传重症患者电子病历资料、临床检验信息和超声、放射等影像资料至中心服务器，由值班医生通过会诊工作站获取信息，根据患者病史、辅助检查、当前症状和实时生命体征监护信息进行综合分析，完成病情诊断，确定治疗方案。

远程重症监护系统利用互联网通信技术和云平台，让重症患者在缺乏专业化 ICU 建设的基层医疗机构中得到与上级医院一样的服务，特别是对许多慢性重症患者和潜在高危风险的患者的观察和处理具有极其重要的意义。

目前，我国乡镇卫生院、社区卫生服务机构等基层医疗卫生服务利用率较低，与国际水平还有很大差距。与大医院相比，社区卫生服务机构的软硬件都相差很远，社区医生数量也严重不足。患者不信任社区医生，认为社区卫生服务机构档次较低，相较于大医院的医生水平更是有较大的差距，导致社区卫生服务机构的服务能力不足、服务质量不高，大医院人满为患，基础医疗卫生机构医疗资源得不到合理使用，进一步限制了基层医疗技术水平的可持续发展。

为了建立"小病在社区、大病进医院、康复回社区"的就医新格局，双向转诊是有效配置区域上下级医疗机构间的医疗服务资源，构建合理分层就诊体系的重要举措。在健康"互联网+"的推动下，利用云平台和移动互联网技术，建立"互联网+"双向转诊业务系统，双向转诊业务系统与医院信息系统等对接，能够提取患者病历信息及检验检查结果。

社区卫生服务机构通过双向转诊业务系统填写转诊申请，选择转诊原因，同时上传患者病历信息、检验检查结果等资料，由上级医院管理员了解转诊患者主要病情、转诊要求后对转诊申请进行审核，对于满足转诊条件的申请予与通过，社区卫生服务机构打印转诊证明交给患者，患者即可转诊到上级医院，由社区卫生服务机构人员协助办理相关手续，上级医院提前做好相关准备工作，为急危重症的转诊患者开通绿色通道，使患者能迅速转入上级医院进行救治。对于不满足转诊条件的申请，上级医院管理员给出理由，并拒绝申请。在患者转诊到上级医院就诊，控制住病情以后，上级医院医生通过双向转诊系统设置患者治疗结束，填写下转单，选择下转标准，并打印转诊单交付给患者后，患者即可持转诊单返回社区卫生服务机构，进行康复治疗。

但如果没有规范化的转诊流程，加上转诊双方没有进行有效沟通等，可能造成转诊速度慢、效率低，导致部分危重患者错过最佳治疗时机。因此，在业务系统中规范转诊流程，同时转诊双方能够在平台上及时有效沟通，便能以自由联盟、共享共赢的方式更好地整合各级医疗机构的医疗资源，实现医院与医院之间、医生与医生之间、医生与患者之间互动协作的稳定模式。

第六节　医院信息化展望

一、医院信息化的发展

信息技术的发展日新月异，大数据、云计算、人工智能等技术正在推动医疗信息化解决方案的优化和升级。医院信息化发展朝着通用化、精细化、全面化的方向发展，并逐步由医疗管理向健康管理的方向发展。

二、人工智能的发展

人工智能亦称为机器智能，是指由人工制造出来的系统所表现出来的智能。自 1956 年达特茅斯会议诞生"人工智能"一词以来，距今已有 60 余年。在这期间，虽然人工智能涉及不同的学科、不同技术发展起起伏伏，但人工智能整体上一直处于不断增长的趋势。特别是在 2011 年左右，诞生于 2006 年的"深度学习"的算法产生了效用。从那时开始，人工智能开始具体应用于很多单向领域或具体的行业，并且开始超越了人的水平，再一次掀起了人工智能的热潮。我国首部国家级人工智能发展规划——《新一代人工智能发展规划》出台，将新一代人工智能发展提高到国家战略层面。

三、人工智能在医学领域的应用

人工智能如今无处不在，在医疗行业中也是如此。人工智能和机器学习在医疗健康领域的应用正在重塑着整个行业的形貌，并将曾经的不可能变成可能。大致说来，人工智能可以从以下方面变革医疗健康领域。

（一）智能影像识别

智能医学影像是将人工智能技术应用在医学影像的诊断上。人工智能在医学影像应用主要分为两部分：一是图像识别，应用于感知环节，其主要目的是将影像进行分析，获取一些有意义的信息；二是深度学习，应用于学习和分析环节，通过大量的影像数据和诊断数据，不断对神经元网络进行深度学习训练，促使其掌握诊断能力。

（二）智能诊疗

智能诊疗就是将人工智能技术用于辅助诊疗中，让计算机"学习"专家医生的医疗知识，模拟医生的思维和诊断推理，从而给出可靠诊断和治疗方案。智能诊疗场景是人工智能在医疗领域最重要、最核心的应用场景。

（三）智能药物研发

智能药物研发是指将人工智能中的深度学习技术应用于药物研究，通过大数据分析等技术手段快速、准确地挖掘和筛选出合适的化合物或生物，达到缩短新药研发周期、降低新药研发成本、提高新药研发成功率的目的。

人工智能通过计算机模拟，可以对药物活性、安全性和副作用进行预测。借助深度学习，人工智能已在心血管药、抗肿瘤药和常见传染病治疗药等多领域取得了新突破。在抗击埃博拉病毒中，智能药物研发也发挥了重要的作用。

除以上应用，人工智能在医疗健康领域中的应用领域还包括虚拟助理、营养学、急救室/医院管理、智能健康管理等。其中人工智能+医疗健康各细分领域中，医学影像项目数量最多。

四、大数据在医学领域的应用

对于人工智能的应用，持续大量数据的输入是成功的关键。在过去的 10 年中，人们生成和收集大量数据、使用技术分析和理解的能力，都取得了巨大的进步。大数据在医学中的作用是为患者建立全面而精确的健康档案和提供更精准的疾病预测模型，更好地诊断和治疗疾病。

在大数据被引入医疗保健系统之前，数据在患者治疗中的作用是有限的。不论患者是哪种病症，医院都将收集患者的数据信息，诸如姓名、年龄、疾病描述、糖尿病概况、医疗报告和疾病家族病史等。这些数据对患者的健康问题提供的观点是被限制的。例如，对于已被诊断患有心脏病的患者收集的典型信息将是家庭、病由、饮食、症状、年龄和其他现存疾病。虽然这种信息提供了对该疾病的详细情况，但数据无法提供其他观点。大数据为疾病的治疗增加了一个维度。依据这些数据，医生能够更好地了解疾病，提供准确、个性化的治疗，并预测复发及提出预防措施。

当患者被治疗，医疗机构能够获得大量的关于该患者有意义的数据。这些数据可用于预测疾病的复发，具有一定的准确度。

五、精准医学的应用

2015 年 1 月，美国总统奥巴马在国情咨文演讲中宣布了一个新计划——精准医疗计划。按照美国国立卫生研究院对"精准医疗"的定义，精准医疗是一个建立在了解个体基因、环境以及生活方式的基础上的新兴疾病治疗和预防方法。基于人类基因组测序技术，生物医学分析技术和大数据分析工具，该计划主要包括两个方面：近期对癌症治疗的关注及长远对健康和疾病整个范围知识应用的认识。2016 年，美国将在"精准医疗计划"上投资 2.15 亿美元，从逾百万名美国志愿者那里收集数据，找寻科学证据，将"精准医疗"从概念推进到临床应用。

　　精准医疗的概念并不新颖，即考虑每一个体健康的差异，制订个性化的预防和治疗方案。如血型分型，在过去的一个多世纪里，以此标准进行输血。随着近年来大规模生物样本数据库（如人类基因组序列）及其他强大的医疗技术（如蛋白质组学、代谢组学、基因组学、细胞检验甚至移动医疗）、计算工具、大数据的发展，精准医疗得到显著改进。现在所需要的仅是制订一个广泛的研究计划，用以鼓励接近精准医疗的创造性方法，并最终用它们来构建指导临床实践的基础。

　　总之，精准医学作为未来发展的方向，将在癌症治疗、个人健康管理、新药研发、临床实践等诸多方面产生深远影响。

参 考 文 献

[1] 范关荣. 医院质量管理：制度与规程 [M]. 北京：世界图书出版公司，2014.

[2] 高兴花. 医院感染管理知识精讲精练 [M]. 上海：上海交通大学出版社，2014.

[3] 黄洁夫. 中国医院协会医院管理指南（2016 年版）[M]. 北京：人民卫生出版社，2016.

[4] 何晓俐，赵淑珍. 现代综合医院门诊管理手册 [M]. 北京：人民卫生出版社，2016.

[5] 刘效仿. 医院 6S 管理实战攻略 [M]. 北京：中国中医药出版社，2017.

[6] 刘爱民. 病案信息学 [M]. 北京：人民卫生出版社，2016.

[7] 刘晓勤. 医院管理学：后勤管理分册 [M]. 2 版. 北京：人民卫生出版社，2013.

[8] 李晓松. 卫生统计学 [M]. 8 版. 北京：人民卫生出版社，2017.

[9] 荣惠英. 医院医疗保险管理 [M]. 北京：人民卫生出版社，2015.

[10] 泰勒. 医疗革命：大数据与分析如何改变医疗模式 [M]. 刘雁，译. 北京：机械工业出版社，2016.

[11] 魏晋才. 医院绩效管理 [M]. 2 版. 北京：人民卫生出版社，2017.

[12] 王韬. 医院信息化建设 [M]. 北京：电子工业出版社，2017.

[13] 韦铁民. 医院精细化管理实践 [M]. 2 版. 北京：中国医药科技出版社，2017.

[14] 徐元元，田立启，侯常敏，等. 医院经济运行精细化管理 [M]. 北京：企业管理出版社，2014.

[15] 许崇伟，郭石林，邓光璞，等. 中国医院投资与运营实务 [M]. 广州：广东人民出版社，2014.

[16] 许崇伟. 超越竞争：医院经营管理案例启示 [M]. 广州：广东人民出版社，2016.

[17] 许玉华. 医院医疗质量标准化管理手册 [M]. 北京：人民卫生出版社，2017.

[18] 易利华. 医院管理精粹 [M]. 北京：人民卫生出版社，2016.

[19] 张英. 从理念到执行：医院中层管理干部实用技能训练教程 [M]. 广州：广东人民出版社，2015.

[20] 周俊峰，孙凯. 医院管理手册 [M]. 北京：人民卫生出版社，2016.